轻养

28 种手边食材调配
186 个食疗古方

〔日〕濑户内和美 —— 著

范琳琳 —— 译

U0336276

天津出版传媒集团

天津科学技术出版社

著作权合同登记号：图字 02-2019-319 号

图书在版编目（CIP）数据

轻养：28种手边食材调配186个食疗古方 / （日）濑
户内和美著；范琳琳译. — 天津：天津科学技术出版
社，2019.12

ISBN 978-7-5576-7197-6

I. ①轻… II. ①濑… ②范… III. ①食物疗法
IV. ①R247.1

中国版本图书馆CIP数据核字（2019）第256925号

轻养：28种手边食材调配186个食疗古方
QINGYANG 28ZHONG SHOUBIAN SHICAI TIAOPEI
186GE SHILIAO GUFANG

责任编辑：孟祥刚　刘丽燕

责任印制：兰　毅

出　　版：天津出版传媒集团
　　　　　天津科学技术出版社

地　　址：天津市西康路35号

邮　　编：300051

电　　话：（022）23332490

网　　址：www.tjkjcbs.com.cn

发　　行：新华书店经销

印　　刷：三河市金元印装有限公司

开本 880×1230　1/32　印张6.25　字数133 000
2019年12月第1版第1次印刷
定价：46.00元

"和美，身体又不舒服了吗？来，吃点儿这个吧。"儿时，每当我身体不适时，母亲便会根据症状做一些益于我恢复健康的食疗饭菜，例如，风寒感冒时做暖暖的姜汤，肠胃不适时做苹果葛根汤。旧时的日本，几乎家家户户厨房里都储存着泡了各种食材的药酒，房屋廊下放着风干的野菜和家蔬。

在漫长的历史长河中，人们发现了身边食物对于身体的好处，并将其中的奥秘总结出来。在古人眼中，路边长出的野菜不是杂草而是药草，甚至蔬菜皮也不是垃圾而是药草。这些汇聚着古人智慧的，堪称"食疗妙方"。"食疗妙方"并非巫术和主观臆断的产物，在确认食物的药用功效后，前人将其合理地总结出来，这是在科学和营养学尚不发达时期，前人通过实践，不断取舍、选择进而得出的结论。然而，随着现代医学在日本发展壮大，如今，感冒药、胃药、镇痛剂等常用药和各种营养品早已进入千家万户的药箱，多数"食疗妙方"只能在厨房觅得一丝踪迹。

人是铁，饭是钢，我们的身体通过每日膳食来摄取营养。米饭为我们提供碳水化合物，肉类提供了组成细胞的多种物质，蔬菜中的矿物质、维生素等帮助身体维持正常功能。正因如此，当身体微恙时，我们不必依靠医生和药物，借助某些食物自身的功效，便可改善身体状况。

每天，我们只要认真努力地生活，聆听身体的声音，便会知晓身体哪里不舒服以及吃什么东西利于疗愈。

本书选取"食疗妙方"中部分简单易做的介绍给大家，所涉材料大多为白萝卜、生姜、干梅、绿茶、味噌等生活中常见的食物。

希望大家通过阅读本书，能借由这些食物及其药用功效，过上健康美好的生活！

"食疗妙方"相关注意事项

注：使用"食疗妙方"前请知晓下述注意事项，以免引起不适。

● 关于疗效

从古至今，"食疗"作为民间医疗偏方，缓解人们身体不适的疗效有目共睹。然而，根据不同的个人体质和症状，疗效具有较大的个体差异。身体严重不适时请尽快就医。

● 关于盐分、糖分和酒精

需要控制盐分、糖分和酒精的人士，请适度减少这些物质的用量。

● 孕妇使用须知

孕妇或备孕者使用本书中的食疗妙方前，请咨询医生，以免产生不利影响。

● 儿童使用须知

不建议 2 周岁以下婴儿使用本书中的食疗妙方。特别是 1 周岁以内婴儿，食用蜂蜜可能引起婴儿肉毒杆菌中毒，因此严禁喂食含有蜂蜜的食物。此外，本书中的食疗用量以体重 50 千克左右的成年人为基准，2 周岁以上、体重 10 千克左右的儿童服用时，请减少至成人 1/5 的用量。

● 服药患者使用须知

因高血压、心脏病、过敏等疾病正在服药者，使用食疗妙方前请务必咨询医生。

● 使用前请先做皮肤过敏测试

使用直接接触皮肤的食疗妙方时，请先做过敏测试。取 1/2 左右小汤匙的食材涂抹在手腕内侧，观察 2 小时，确认无红肿、瘙痒等症状后再使用。

● 关于大汤匙和小汤匙

本书中所提到的大汤匙容量为 15 毫升左右，小汤匙容量为 5 毫升左右。

● 使用前洗净残留农药

使用蔬菜或水果的果皮时，请先用流水洗净蔬菜水果表面；然后浸泡在水中，轻轻揉搓；最后用流水冲洗干净。

● 关于酱油、醋和味噌

古法酿造的酱油、醋和味噌（豆豉酱）食疗效果更好。如今市面上销售的调味料都会在包装上注明酿造工艺及原材料。包装上标有"天然发酵"的酱油，原材料中不含酒精的醋，以及包装上标有"天然酿造"的味噌，这样的产品采用古法酿造，是符合本书中食材选择标准的调味品。此外，原材料数量越少，添加剂也更少，才更能称得上是"古法酿造"。

● 关于加热时间、用量及保存期限

使用本书中的食疗妙方时，请严格遵守书中所述的加热时间和用量。

没有标示保存期限的食疗妙方，所做食物仅限当日内服用，谨防食物过期。

● 卫生第一

使用本书中的食疗妙方前，务必洗净双手和器具。

● 药浴注意事项

使用药浴方时，部分植物成分可能会沉淀在浴缸内。药浴完毕后，先放掉浴缸内的水，然后刷洗干净浴缸。

食用野菜注意事项

● 野菜采集

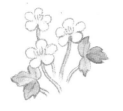

采集野菜时，应注意避开通车的道路两旁、使用农药的农田，以及猫、狗等动物的活动场所，应去田野或山上采集。同样，不要前往私人的土地、国家公园以及自然保护区等场所采集野菜。归属地方的公园中能否采集野菜，应先咨询公园管理方，得到允许后方可采集。采集野菜时请勿"赶尽杀绝"，务必遵守自然保护原则，采集量满足自己所需即可，请勿滥采。

● 晾晒干燥

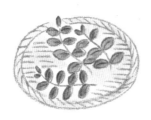

为了保留更多药效，回家后必须第一时间处理采集到的野菜。首先用流水把野菜洗干净，沥干水分；然后把野菜平铺在报纸或笸箩内晾干（日照晒干或阴凉通风处晾干）；天黑后将野菜放入室内，以防被露水打湿。本书中提到的晾晒日数仅为参考，可根据季节和地域差异酌情调整。晾晒至用手碰触叶子便哗啦啦往下掉时，才算完成。为了让野菜完全干透，也可以使用平底锅或砂锅干炒。最后，将野菜切碎至2~3厘米长，同干燥剂一起放入广口瓶或纸袋中保存，以防受潮霉变。

● 煎药

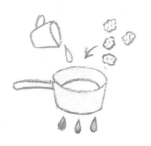

煎药时，请使用砂锅或陶瓷、搪瓷质地的锅或药罐。请勿使用铁锅或铜锅，以免金属成分与草药成分发生化学反应，产生有害物质，损害人体健康。煎药时，草药释放出的单宁越多，越能让人感觉到药的苦味。单宁能溶于热水，因此煎药时温度最好达到80度以上，以便更好地释放有效成分。如果是煎茶，则应兼顾茶的口味，温度达到60度即可。至于煎药时间，若是每日饮用多杯的健康茶，直接放入小茶壶用热水冲泡即可；若是需要更好地发挥药效的中药，则放置火上煎30分钟即可。

目录

调理身体不适

缓解身体疼痛

女性滋补保养

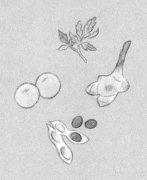

第 1 章

妙用普通食材

如今，超市和蔬菜店的白萝卜大多被切掉萝卜缨，整齐地摆放于货架上出售。我时常惋惜感叹：「要是保留萝卜缨该多好！」萝卜缨功效很多，如干燥后作为药浴原料，效果很不错。不只萝卜缨，每当看到公园野生的蒲公英和鱼腥草被当作野草除掉，我也觉得很浪费，这些植物本该能入药的，可以用来制作健康茶，春天的嫩叶甚至可以摆上餐桌。

了解了食物的药用功效，我们便可发现食物全新的一面。那么，平时常见的野菜以及吃入口中的蔬菜、水果都有哪些功效呢？

野菜篇

●　●　●

菊科

蒲公英

滋补母体的春生野菜

功效　通乳，利尿，健胃，消炎
采集时间　3～4月

众所周知，蒲公英是春天最有代表性的野菜之一。无论繁华的街道，还是野山、乡间小路，抑或砂石路旁，都能看到蒲公英顽强开花的身影。

蒲公英自古便作为野菜、草药被人们所用。例如，平安时代（794—1192），日本贵族把蒲公英当作早春的维生素来源。江户时

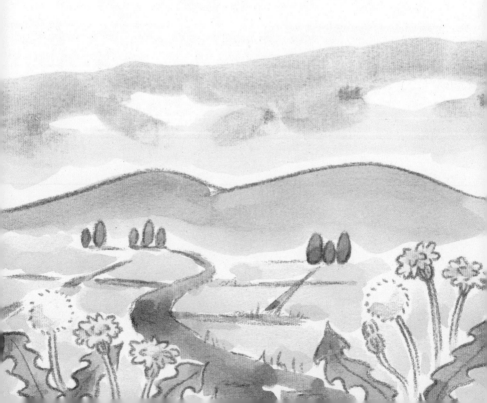

代（1603—1867），在医学著作《食用简便》一书中这样介绍蒲公英：
"活血、治便秘、清热消肿，洗后可放入味噌汤中煮食。"

不仅日本人在生活中经常食用蒲公英，欧洲人也常把蒲公英当作沙拉或汤的食材。蒲公英的茎、叶富含维生素 A、维生素 B_2、维生素 C 等物质，营养价值不逊色其他青菜。此外，蒲公英含有较多的钾，可以利尿，并促使体内垃圾随尿液一同排出体外。蒲公英甚至俗称"尿床草"，其利尿功效可见一斑。

此外，蒲公英还具有调理肠胃、消炎等功效。然而，最值得一提的是其"通乳"功效。江户时代母乳较少的妈妈们都比较爱喝用干燥的蒲公英根煎成的蒲公英茶。蒲公英的根部含有特殊成分，能够调节女性荷尔蒙分泌，通乳效果很好。

在 19 世纪咖啡盛行的美国，人们烘干蒲公英根，做成香喷喷的蒲公英咖啡。蒲公英咖啡不含咖啡因，作为健康饮品被推广至世界多国。如今，蒲公英咖啡也是适用于孕产妇的滋补饮品，享誉各地。

蒲公英小妙方

- 蒲公英茶：通乳、消炎。根部干燥后煎服。（见 182 页）
- 凉拌蒲公英：利尿、健胃。
- 做法：采用开花前的蒲公英嫩叶，开水焯后凉拌食用。

三白草科

鱼腥草

在废墟里发芽的顽强草药

功效　消肿疗疮，治疗脚癣，改善鼻
塞，利尿通便，调理肠胃，平滑肌肤
采集时间　5~7月

　　第二次世界大战后，日本广岛被原子弹重创，废墟连片。据说鱼腥草在那时成为广岛人的精神支柱，人们希望通过饮用鱼腥草水来治病救命。

　　在原子弹重创之下，无数广岛人失去生命，还有许多人因辐射影响患上各种疾病。在那个科学知识和医疗用品匮乏的年代，人们一筹莫展。废墟之中，鱼腥草最先破土发芽，之后各种绿色植物相继长出。医生见此情形便想到，鱼腥草可能具有分解放射性物质的

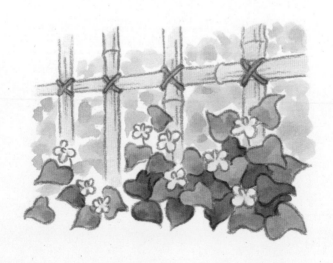

功效，于是推荐患者用小火煎服鱼腥草叶或泡茶饮用。此后广岛人一直把鱼腥草当作药材来使用。虽然没有科学依据，但至今人们仍传言是鱼腥草救了广岛人。在那个人人自危的时期，鱼腥草起到了重要作用，激发了人们的求生欲和治愈欲，堪称"最棒的草药"。

现实生活中，提起鱼腥草，人们最先想到的便是它那略为刺鼻的气味。这是因为鱼腥草中含有鱼腥草素，虽然气味刺激，但却具有很强的防霉功效。正因如此，前人将鱼腥草叶子烘干贴于患处或将其捣碎涂抹于伤口处，用于消肿疗疮、治脚癣。此外，鱼腥草叶放入鼻孔有缓解鼻塞的功效，受到众多鼻窦炎患者的青睐。

鱼腥草因为味道独特曾经被叫作"涩草"，到江户时代才改为"解毒草"。究其语源，应该是由日语中的"解毒"一词的词尾变化而来。因其能消肿疗疮，才有了"解毒草"这个名字。此外，鱼腥草还因具有十大药效而被称为"十药"。

至江户时代后期，人们开始直接食用鱼腥草，将由鱼腥草叶煎成的鱼腥草茶作为药茶饮用。除了利尿功效，鱼腥草叶含有特殊成分，能够软化粪便，也适用于有便秘等其他肠道不适症状的人。如今，鱼腥草茶作为一种健康茶，受到大众的喜爱。

鱼腥草小妙方

- 鱼腥草青汁：治脚癣。
  原理：鱼腥草中含有的鱼腥草素（癸酰乙醛）能够抑菌，治脚癣。
- 鱼腥草茶：缓解便秘，平滑肌肤。（见87页、153页）
  做法：取干燥的鱼腥草叶，煎服即可。

豆科

葛根

功效　消炎，治疗感冒，补充营养，调理肠胃，祛痰，缓解宿醉、肩颈僵硬

采集时间　花，8～9月；根，3月、9月

　　葛根是一种豆科藤本植物野葛的根，通常用于制作根粉面或葛粉糕等，深受大众喜爱。谈到葛根粉的用法，最有名的便是与生姜等材料配制而成的"葛根汤"。葛根粉中含有异黄酮，具有消除咽喉肿痛、缓解肌肉僵硬等功效，非常适合感冒初期患者食用。据中国古代医书记载，公元前200年左右，葛根已经作为一种重要的药材而使用了。直到奈良时代（710—794），日本人才把葛根当作中药来使用。

　　葛根粉冲入开水则变成黏稠状，易于消化，不会给肠胃增加负担，最适合肠胃不适者食用，头疼脑热时用来补充水分也很合适。通常，医生不会给婴幼儿开中草药处方，只有葛根例外。葛根毒副作用小，不仅可以调理身体，在医生的指导下还可制作婴儿断奶期的辅食和老人护理期的食物。

葛根小妙方

- 苹果葛根汤：治腹泻。（见91页）
- 莲藕葛根汤：祛痰。（见68页）
- 葛花汤：缓解宿醉症状。（见83页）
- 生姜葛根汤：舒缓肩部不适。（见119页）

虎耳草科

排毒消脓

虎耳草

功效　治疗中耳炎、湿疹，止痒，健胃，消水肿

采集时间　全年皆可

　　虎耳草，因叶片形似老虎耳朵而得名。它的功效与耳朵也有关系——虎耳草叶汁能够抑制耳内绿脓杆菌，对化脓性中耳炎有较好的疗效。真是不可思议！

　　虎耳草叶中的岩白菜素具有很强的解毒功效，能有效治疗湿疹、缓解瘙痒等症状。而且，虎耳草四季常青，繁殖能力较强，日本各地均有，经常可以看到在私家庭院里种植虎耳草的场景。

虎耳草小妙方

- 虎耳草膏药：止痒祛湿疹。（见132页）
- 芝麻虎耳草：健胃、消水肿。
  做法：将虎耳草蒸熟，沥干水分后加入芝麻，用酱油拌匀即可。

菊科

艾草

祈祷子孙安康之草

功效　缓解肩颈僵硬、腰痛、神经
痛，改善体寒、生理疼痛、失眠、胃
胀等症状，消炎止血

采集时间　6~8月

　　艾草一般用于制作青团，翠绿的颜色和浓郁的青草香味给人
们带来视觉和嗅觉双重享受，告知春天的到来。艾草富含桉油酚和
侧柏酮，有独特的青草香味。古人相信此物可以辟邪，因此端午节
有把艾叶和菖蒲叶插于房檐下或垂挂于屋顶的习俗。三月三是日本

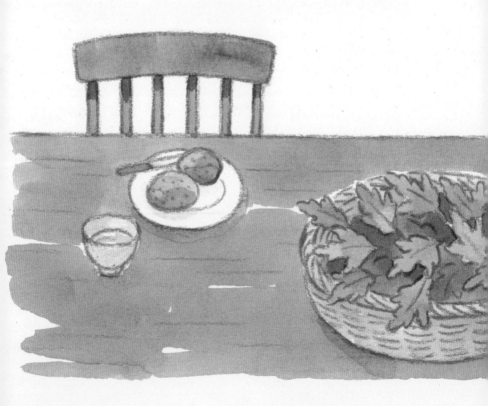

的女儿节，即祝福女孩儿平安健康的节日。人们相信食用艾草能长寿，因此女儿节要吃含有艾草汁液的青团。

古人认为，艾草里所含的桉油酚是能够祝福子孙平安健康的"神物"，而且具有良好的温热功效，暖体效果极好。自古以来，日本人喜欢用干燥的艾叶制成浴盐，在家泡艾草浴，洗尽一身疲劳。此外，艾草不仅可以促进血液循环，缓解肩部僵硬、腰痛及神经痛等症状，对女性特有的体寒、生理疼痛等不适也有较好的疗效。最近的研究结果表明，艾草独特的香味能够缓解精神压力，改善睡眠质量，是有益健康的草药。

艾草叶干燥后便是中药"艾叶"，日语中"艾"有"停止"的意思。物如其名，艾叶也是止血消炎的妙药。艾叶中的单宁酸有止血作用，因此庄户人家常备艾叶，用于干农活受伤时止血。6~8月生长旺盛的艾叶采下阴干后，内服可以消炎，对胃部疾病也有不错的疗效。

艾叶小妙方

- 艾叶药浴：治腰疼、神经疼等，具有较好的温热效果。（见122页）
- 艾叶茶：治体寒，促进血液循环。（见183页）
- 艾叶味噌汤：促进血液循环，同味噌一同温暖身体。
  做法：艾叶用开水焯一下，然后放入味噌汤中食用。
- 艾叶青汁：治胃胀。（见78页）

芦荟

日光兰科

一日一片，远离医生

功效　健胃，缓解便秘，抗菌，治疗皮肤皲裂，治疗烧伤、烫伤，有益于伤口恢复、美肌，治疗口臭

采集时间　全年皆可

芦荟种类多达 300 多种，生活中最常用的是木立芦荟。木立芦荟原产于南非，古代在埃及、希腊、罗马等国被视为珍宝。

明治时代（1868—1912），人们用芦荟来医治各种身体不适，并给芦荟冠以"无须医生草"的美名。昭和初期，因芦荟能调理胃部不适，改善便秘，日食一片生芦荟的养生方法便在全日本流行起来。之所以有此功效是因为芦荟里富含的苦味成分芦荟素和大黄素能够刺激胃壁，促进肠胃蠕动。食用芦荟调理病症虽然不会马上生效，但易吸收、效果稳定也是芦荟的优势。注意不要过度食用芦荟，以防引起腹泻。

芦荟叶汁具有杀菌功效，对烧烫伤、皮肤皲裂等轻微皮肤问题有不错的疗效。

芦荟小妙方

- 湿敷芦荟：治烧烫伤。（见 111 页）
- 芦荟创可贴：治割伤、擦伤。（见 102 页）
- 芦荟化妆水：美肌。（见 144 页）
- 芦荟漱口水：除口臭。（见 163 页）

蔬菜篇

· · ·

白萝卜

十字花科

提高食欲，助消化

功效　缓解胃胀、胃灼热（烧心）、发热、喉咙肿痛、鼻塞、头痛、宿醉、肌肉疼痛，改善体寒、便秘

采集时间　9月~次年2月

　　白萝卜有益肠胃，被称为"天然消化药"。古人深知白萝卜的功效，在年糕中放入白萝卜泥制成萝卜糕，抑或把白萝卜雕刻成型然后染色，用于装饰刺身，是日本独特的饮食文化。

　　白萝卜中含有的消化酶能够促进淀粉消化，预防和改善因暴饮暴食引起的胃胀和胃灼热；辛辣成分能刺激胃液分泌，还有较强的抗菌、抗氧化作用。在日本，人们把演技拙劣的演员称为"萝卜艺人"，就是因为白萝卜易消化，不会添加胃肠负担，吃再多萝卜都不会胀肚。这也是对演技拙劣的演员的一番调侃吧，这些演员没什么演技，在演艺圈可有可无，但是对大环境也并无坏处。

　　早在奈良时代以

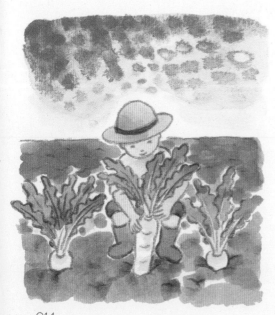

前，白萝卜已传入日本，古书《日本书纪》中就有关于白萝卜的记载。室町时代（1338—1573），白萝卜被写作"大根"。江户时代，经过品种改良，白萝卜逐渐成为日常食用的蔬菜。在日本，白萝卜作为"春天七菜"之一，有时写作"蘿蔔"。每年1月7日，日本人吃"七菜粥"，以休养春节期间胡吃海喝的肠胃，这也是白萝卜的一种药用习俗。

平时，人们主要食用白萝卜的根部，根部富含维生素C和消化酶，制成萝卜泥后生食，最能发挥其功效。白萝卜泥做好后，最好立即食用，以防放置太久而引起成分变化，疗效减退。

其实，白萝卜缨也是一种宝贵的食材，其营养价值不逊于油菜、菠菜等绿叶蔬菜。采收白萝卜时一定要保留萝卜缨，萝卜缨可以放入味噌汤中食用，也可炒菜。

此外，萝卜缨干燥后还可做成药浴材料，自古以来受体寒女性的喜爱。干燥后的萝卜缨含有丰富的矿物质和硫化物，溶于开水后，药浴效果堪比泡温泉，在家即可享受药浴！

白萝卜小妙方

- 白萝卜缨干药浴：改善体寒。（见180页）
- 白萝卜泥汤：治发热。（见58页）
- 白萝卜糖：治咽喉肿痛。（见62页）
- 白萝卜泥湿敷鼻子：治鼻塞。（见70页）
- 湿敷白萝卜汁：治头痛。（见74页）
- 柿子、白萝卜腌菜：缓解宿醉症状。（见81页）
- 白萝卜缨青汁：治便秘。（见85页）
- 湿敷洋葱、白萝卜和生姜泥：治肌肉疼痛。（见116页）

石蒜科

大葱

天然感冒药，葱绿防感冒、
葱白治感冒

功效　缓解感冒、发热、发汗、肩膀
僵硬、鼻塞、咽喉肿痛、花粉症、关
节疼痛，改善体寒，治疗冻伤，抗疲
劳，增强免疫力，消炎，镇痛

采集时间　10 月～次年 2 月

如果说白萝卜是"天然消化药"，那么大葱便是"天然感冒药"。发热时喝点儿放满大葱的味噌汤，咽喉肿痛时湿敷大葱……大葱对感冒的许多症状都有疗效，或许每个人都能体会一二。

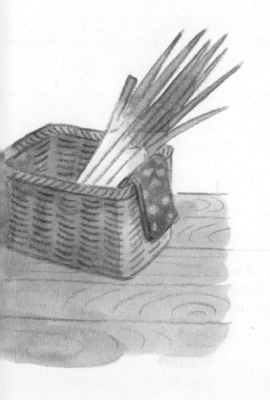

大葱治感冒的秘诀在于它那刺鼻的味道。其味道来源于葱白里所含的大蒜素，大蒜素不仅能够清热镇痛，还有暖体、发汗之功效。中医常说，风寒感冒属恶寒，治愈需先暖体。能够缓解咽喉肿痛、温暖身体的大葱是再合适不过的感冒药了。大蒜素需要将大葱拍打、切碎才能产生，因此治感冒时需要将大葱切碎。

此外，大蒜素还有强身健体、抗疲劳的功效。之所以这么说，是因为大蒜素在体内与维生素 B_1 结合，可以促进淀粉在人体内高效转化成能量。东京人爱吃"葱鲔火锅"和"葱鸭面汤"，也是看重大葱强身健体、抗疲劳的功效。现代社会中，人们时常感到浑身乏力，这时食用一些大葱和富含维生素 B_1 的肉类一起烹饪的食物就很解乏。大葱甚至还能促进血液循环。除此之外，每日食用适量大葱，可以改善肩膀僵硬、体寒等症状。

大蒜素主要分布在葱白部位，而葱叶部分富含维生素 C 和 β - 胡萝卜素，这两种维生素有助于提高人体免疫力。老话道：葱绿预防感冒，葱白治感冒。大葱浑身都是宝！

大葱小妙方

- 湿敷大葱：治咽喉肿痛。（见 63 页）
  做法：将大葱切碎，放在纱布上，然后敷在颈部。
- 大葱湿敷鼻子：治鼻塞。（见 70 页）
  原理：大蒜素治疗鼻炎，恢复顺畅呼吸。
- 大葱味噌汤：缓解花粉症。（见 93 页）
  做法：将大量葱白放入味噌汤中，缓解花粉症效果明显。
- 水煮大葱：治冻伤。（见 128 页）
  原理：水煮大葱促进患部血液循环。
- 大葱药浴：治关节疼痛。
  做法：将煎煮过的大葱同盐一起倒入浴缸，然后泡澡，可以缓解关节疼痛。

百合科

洋葱

安神降脂，抗病毒

功效　抗疲劳，促进血液循环，缓解肌肉疼痛、焦虑、失眠，乌发
采集时间　4～5月

洋葱是一种物美价廉、全年皆可吃到的家常蔬菜。但令人惊讶的是，直到明治时代洋葱才传入日本。当时，洋葱尚未为大众所熟知，传说洋葱能治霍乱，而后这说法愈加流传开来。因此，洋葱堪称"众人的救命神药"。

其实，洋葱并不能抑制霍乱病毒。之所以说洋葱能治病，大概是因为洋葱里独特的硫化烯丙基成分。硫化烯丙基具有刺激性气味，能够促进人体内维生素 B_1 的吸收，缓解身体疲劳，还能促进血液循环，改善肌肉疼痛等症状。传说，古埃及建造金字塔的工人常食用洋葱。

此外，洋葱还能缓解焦虑、失眠等症状，其放松身心的功效广为流传。

洋葱小妙方

● 湿敷洋葱、白萝卜和生姜泥：缓解肌肉疼痛。（见 116 页）
● 水煮洋葱皮：缓解焦虑，洋葱皮具有安神的功效。（见 168 页）
● 生熏洋葱枕：安神助眠。（见 164 页）
● 醋泡洋葱：治白发。（见 158 页）

紫苏

食之配菜，药之主角

功效 抗菌，增进食欲，增强免疫力，抗衰老，缓解焦虑，治疗割伤、擦伤、腹泻

采集时间 红叶紫苏，6～7月；青叶紫苏，7～9月

紫苏品种众多，平时常见常用的有两种：一种是绿色叶子，称为青叶紫苏；另一种是红色叶子，称为红叶紫苏。

紫苏具有独特的清香，这是因其含有紫苏醛成分。紫苏还具有较强的抗菌性。人们曾经把紫苏用于酱油的防腐，还将紫苏叶等物与刺身搭配食用，以预防食物中毒。即使被吃下后，其抑菌功效也毫不减弱，因此古人食物中毒时会煎服干燥的紫苏叶。

此外，紫苏醛能够刺激胃液分泌，增进食欲。从营养学的角度，青叶紫苏富含 β-胡萝卜素，且含量超过一般黄绿色蔬菜；钙和铁的含量也较多；而红叶紫苏中的天然红色色素成分紫苏苷具有良好的抗衰老功效。可见，紫苏不仅可用来配菜，在治病方面也当仁不让！

紫苏小妙方

- 紫苏煎汤：治腹泻。（见88页）
- 紫苏叶青汁：治刀伤、擦伤。（见103页）
- 青叶紫苏茶：清香沁人心脾，缓解焦虑。（见167页）

姜科

生姜

巧治各种不适的民间药王

功效 增进食欲，促进血液循环，改善体寒、缓解感冒、恶心、呕吐、胃痛、头痛、关节扭伤痛、跌打损伤痛、肌肉酸痛、肩膀僵硬、神经痛、更年期症状等
采集时间 根，9月；叶，6～7月

　　有记载称，江户幕府的第十一代将军德川家齐喜食生姜，食不可一日无姜。德川家齐69岁逝世，远高于当时人的平均寿命，不仅如此，他还留下了50多位子女，简直是"生姜有益长寿"的强力证明。确实，生姜能够调理各种身体不适，被誉为"民间药王"。

　　据说，奈良时代以前，人们只是把生姜当成药草来栽培；平安

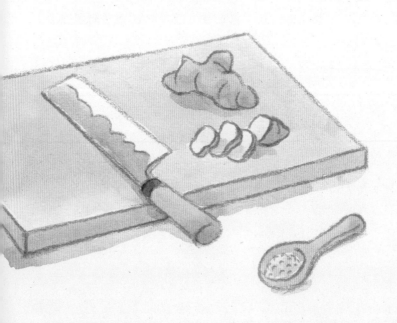

时代以后发现其治感冒的药效不错；进入江户时代才把生姜当成普通蔬菜食用。

时代变迁，不变的是人们对生姜的信赖。即使现在，感冒时喝点儿生姜葛根汤，抑或将生姜磨碎同清酒一同饮用，也是人们爱用的缓解感冒症状的方法。生姜治感冒皆因生姜内含有姜酚成分，具有暖体、发汗的功效。生姜中的姜辣素能够扩张血管，促进血液循环，有效改善体寒等症状。因此，添加生姜成分的饮料或糕点很受欢迎。

此外，生姜清爽气味源于生姜内的姜烯和香茅醛成分。它们能够促进胃液分泌和肠道蠕动，从而增强食欲。生姜还有较强的杀菌效果，可以缓解恶心呕吐、胃疼等症状。

日本最有代表性的生姜品种是"谷中生姜"。其叶和根部皆可食用，其中根部辛辣味较强，具有较好的药效。谷中生姜不仅适合食用，也适于外用，它的茎叶部分是很好的药浴材料。

生姜小妙方

- 姜汤：治感冒。（见 56 页）
- 生姜止吐汤：治恶心呕吐。（见 72 页）
- 烤焦姜汤：治胃疼。（见 76 页）
- 姜油：治头疼。（见 75 页）
- 热敷生姜和韭菜：缓解关节扭伤、跌打损伤导致的疼痛。（见 108 页）
- 湿敷洋葱、白萝卜和生姜泥：缓解肌肉酸痛。（见 116 页）
- 生姜葛根汤：缓解肩膀僵硬。（见 119 页）
- 生姜茎叶药浴：缓解神经痛。（见 126 页）
- 大蒜生姜酒：缓解更年期症状。（见 176 页）

百合科

大蒜

抗疲劳『神物』

功效　强身健体，抗菌，缓解疲劳、感冒症状，改善体寒、失眠、更年期症状，治疗蚊虫叮咬

采集时间　6～8月

在众多药草和蔬菜中，大蒜是众所周知的抗疲劳"神药"。大蒜含有的大蒜素散发刺激性味道，就连喜欢它的人也忍不住掩鼻而过。大蒜素与人体内的维生素 B_1 结合后生成的蒜硫胺素，有助于消除疲劳、恢复体力。也正因如此，大蒜成为感冒"特效药"（感

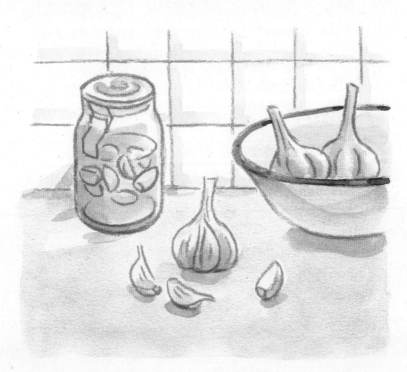

冒时体力消耗较大），古往今来皆受人喜爱。

在平安时代的文学代表作《源氏物语》中，姬君曾这样拒绝前来拜访的贵族青年："我今天吃了大蒜，担心有口臭，所以不能和你见面。"可见，大蒜虽然功效强劲，但美中不足的是它强烈的味道有时可能影响交际。

此外，大蒜素可促进血液循环，改善体寒体质。大蒜经加工后生成阿霍烯成分，具有很强的杀菌性，甚至能够消灭霍乱病毒。被蚊虫叮咬后，可将烧焦的大蒜敷于患处，以杀菌止痒。

历史上，大蒜曾作为强身健体的补品。传说日本安土桃山时代（1573—1603）的武将丰臣秀吉少时征战沙场时，将大蒜悬挂于项上，一边征战一边咬大蒜。丰臣秀吉还将大蒜赠予喜食大蒜的士兵一同享用，助其征战，促成日本统一。

大蒜虽然功效较强，但对肠胃刺激也较大，因此不可过量或空腹食用，以免引起肠胃不适。

大蒜小妙方

- 蜂蜜腌大蒜：抗疲劳。
  做法：将大蒜剥皮，放入蜂蜜中腌制，然后放入冰箱冷藏1个月即可食用。大蒜可以放入食物中调味，蜂蜜可以冲水喝。
- 大蒜味噌丸：治感冒。（见 57 页）
- 大蒜酒：治失眠。（见 165 页）
- 大蒜生姜酒：缓解更年期症状。（见 176 页）

功效　消炎，抗菌，治疗咳嗽、月经不调，缓解口腔炎症、湿疹、糖尿病、瘙痒

采集时间　全年皆可

牛蒡在绳纹时代（前 12000 —前 300）传入日本，成为日本独特的食材。以前的牛蒡更细长，经过前人不断地改良，逐渐变成现在的牛蒡。

将牛蒡泡入水中，水会变成红褐色。牛蒡中的单宁和绿原酸溶于水，具有良好的消炎作用。因此，古人用牛蒡缓解咳嗽、口腔溃疡、牙龈肿痛以及湿疹瘙痒等症状。人们对牛蒡的药效深信不疑，甚至相信饮用牛蒡汁可以治愈盲肠炎等疾病。

如今，营养学日益发达，牛蒡有更多作用被发掘出来。研究表明，牛蒡中的膳食纤维可以抑制血糖升高，促进"坏胆固醇"排出体外。即便进入 21 世纪，我们也不得不感叹牛蒡对日本国民健康所做的贡献。

牛蒡小妙方

● 牛蒡汁：治咳嗽。（见 66 页）
● 牛蒡水：治湿疹。（见 132 页）
● 牛蒡酒：治月经不调。（见 175 页）

水果篇

蔷薇科

梅子

排出万毒

对日本人来说，梅子是日常生活中不可或缺的健康食物。自古至今，在日本始终流传着"梅解三毒（食毒、水毒、血毒）""日食一梅防病护体"的说法。

梅子的主要成分是水、少量蛋白质和糖。梅子中含有的矿物质、维生素、苹果酸和柠檬酸远高于其他食物。虽然营养丰富，但因鲜梅子含有氰酸化合物等有毒物质，并不能直接食用。因此，古人研制了梅干、梅酒、梅汁、青梅精等加工食品，其中最常见的莫过于梅干。

采摘熟透的梅子，然后用盐和紫苏腌制，再经晾晒而来的梅干，风味独特，自古便是

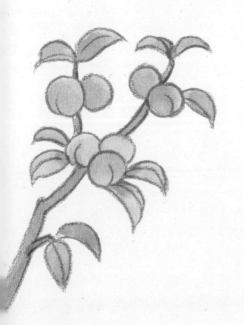

价格昂贵的药品。梅干含柠檬酸，令人一想到便垂涎欲滴。柠檬酸有很强的杀菌作用，可以有效治疗细菌性腹泻和腹痛。据史书记载，平安时代在位的村上天皇病倒后，正是饮用含有梅干的茶后病情好转的。

除了杀菌，柠檬酸还有缓解疲劳、恢复体力的功效。柠檬酸有助分解引起身体疲劳的主要物质：乳酸。因此，食用梅干能够改善肌肉僵硬症状，消除身体疲劳。此外，食用梅干还可促进体内糖分和脂肪转化成能量，使人形成不易疲劳的体质。在体力即资本的日本"战国时代"，士兵们把梅干制成的补给品带到战场上，想来也是缘于此吧。

梅干的抗菌、防腐作用不容小觑，经常被作为咽喉发炎药和外伤消毒药使用。日本传统便当之一"日之丸便当"（米饭中间放置 1 颗梅干，整体形似日本国旗而得名）便是用梅干防止食物中毒。梅子可以内服，也可外用，还能制成美味的小零食，从里到外保护身体。

梅子小妙方

- 烤焦梅干：治感冒。（见 56 页）
- 梅子酱粗茶：治呕吐。（见 73 页）
- 梅干膏药：治头痛。（见 75 页）
- 湿敷梅子醋：缓解肩膀僵硬。（见 118 页）
- 青梅精：治脚癣、牙痛。（见 136 页、139 页）
- 梅子醋漱口水：治口臭。（见 162 页）

蔷薇科

枇杷

日本寺院中常见的治病树

功效　树叶：化痰，缓解肩膀僵硬、腰痛、关节炎、头痛、皮疹，改善色斑、皮肤暗沉，治疗咽喉肿痛
果实：增强免疫力，缓解疲劳，消炎，生津止渴
采集时间　5～6月

　　据说，煎服枇杷叶、敷枇杷叶等"枇杷叶疗法"是中国唐朝鉴真和尚东渡时传入日本的。之后，圣武天皇的爱妃光明皇后设立"施药院"，以普及"枇杷叶疗法"。"施药院"是现代医院的雏形，用于治病救人、施舍药物。不久，"枇杷叶疗法"得到验证，于是全日本的寺院相继开始种植枇杷树。直到今天，很多寺庙依然种植枇杷，大概也因其药效得到认可，能够治病救人的缘故吧。

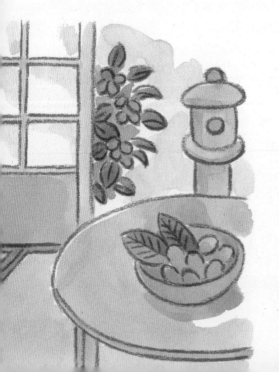

　　将新鲜或烘干的枇杷叶直接贴于患处，便可缓解疼痛，这听起来似乎是一种巫术。然而，枇杷叶中含有大量苦杏仁苷、单宁以及三萜类等物质，的确具有杀菌消炎之效。这些成

分可以通过皮肤吸收进入身体内部，缓解肩膀僵硬、腰痛、关节炎和头痛等症状。

江户时代至明治时代，小贩们走街串巷，售卖枇杷叶汤可谓是"夏日一景"。所谓"枇杷叶汤"，是用枇杷叶、肉桂、甘草等中草药熬煮成的药汤，酷暑时节饮用，有缓解中暑症状、止咳、止泻等功效，深受人们喜爱。

此外，将干燥的枇杷叶煎成枇杷叶茶也可治疗咽喉炎症。将浓枇杷叶茶倒入浴缸后进行药浴，还可治疗皮疹等皮肤疾病。

枇杷果在初夏时节成熟，呈甜酸味，有较高的药用价值。枇杷果富含 β－胡萝卜素和维生素 C、柠檬酸等物质，能够增强人体免疫力，分解体内乳酸，从而缓解疲劳。此外，枇杷果能够生津止渴，适合缓解感冒恢复期间咳嗽症状。存放枇杷时，温度过低则甜味尽失，适合常温环境保存，若想吃凉爽的枇杷，食用前 2 小时放入冰箱冷藏即可。

枇杷小妙方

- 枇杷叶：治头痛。（见 74 页）
- 枇杷叶茶：治咳嗽。（见 67 页）
- 水煮枇杷叶：治皮疹。（见 130 页）
- 枇杷叶化妆水：淡斑，改善暗沉肤色。（见 147 页）
  原理：枇杷叶中的有效成分可使肌肤透亮。

柿科

柿子

日本代表性的『神之水果』

功效　树叶：增强免疫力，降血压，缓解花粉症

果实：消炎止血，抗菌，增强免疫力，抗衰老，利尿，缓解宿醉、感冒，防蚊虫叮咬

采集时间　树叶，5月；果实，10~12月

　　柿子的学名在希腊语中写作"diospyros"，意思是"神之水果"。在日本甚至有"柿子变红让医生汗颜"的说法，柿子是日本最具代表性的水果之一，具有很好的药用价值。

　　柿子最明显的特征便是其强烈的涩味，涩柿自不必说，就连甜柿在成熟前也有涩味。涩味来自柿子内含有的单宁，单宁具有消炎

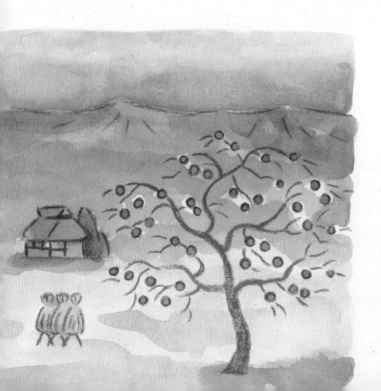

止血和抗菌的作用。因此，古人把未成熟的柿子果汁制成柿漆，作为消毒液或防腐剂。

柿子在由生变熟过程中发生一系列化学变化，单宁渐渐不溶于水，甜柿便成熟了。甜柿富含丰富的维生素 C，能够增强人体免疫力、抗衰老，日食一个柿子对身体颇有益处。柿子富含 β－胡萝卜素，能够增强鼻喉处黏膜防御功能，最适合用来预防感冒。此外，柿子可以促进酒精分解，防止酒后头痛难受，同时柿子内的钾具有良好的利尿作用，两种功效结合便能有效缓解宿醉，促进酒精快速排出体外。

柿子不但果实具有很好的药用价值，柿树叶也不逊色。柿树叶里的维生素 C 含量高于果实，约是等量橘子中维生素 C 含量的 20 倍。与其他食物中的维生素 C 有所不同，柿子中的维生素 C 耐热性较好，加热也不会破坏其营养成分。5 月，柿子树上的嫩叶最适合用来制作天妇罗了，吃起来完全没有涩味，清香中带有微苦。柿子叶茶是一款降压功效显著的健康茶，可每天饮用。此外，柿子中的特殊成分还能预防花粉过敏。

由此可见，柿子浑身都是宝，无论果实还是树叶，效果都不错。柿子真是当之无愧的"令医生汗颜的神之水果"！

柿子小妙方

● 柿子、白萝卜腌菜：缓解宿醉。（见 81 页）
● 柿饼汤：治感冒。（见 55 页）
● 青柿子与柿油：治蚊虫叮咬。（见 112 页）
● 柿子叶茶：缓解花粉症。（见 92 页）

蔷薇科

苹果

调理肠胃的「好朋友」

功效　调理肠胃，增强免疫力，消除疲劳，利尿，降血压，缓解夏季疲乏、便秘、腹泻，治疗烧烫伤

采集时间　10~12月

　　在青森县、长野县等日本代表性苹果产地，很多人每日食用苹果来保健。苹果的药用价值很高，有治疗便秘、腹泻及抗疲劳、防感冒等功效。正因如此，世界各地都有关于苹果的传闻逸话。从亚当、夏娃偷吃禁果，到希腊神话中围绕金苹果而战，各类神话传说层出不穷。在故事书《一千零一夜》中，苹果是可医治万病的药物，

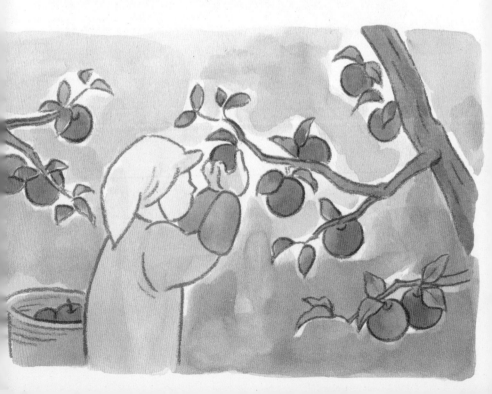

英国甚至有"日食一苹果，医生远离我"的谚语。苹果真可谓与人们的生活息息相关，深受世界各地人们的喜爱。

苹果中含有丰富的膳食纤维——果胶。果胶是天然的"整肠剂"，便秘时充当肠道内水分来软化粪便；腹泻时变成凝胶体保护肠道内壁。此外，果胶还可充当肠道内有益菌群的诱饵，促进肠道内双歧杆菌及乳酸菌增殖。果胶多位于果皮部位，因此吃苹果时要带着果皮吃。与其他食物相比，苹果在胃部停留时间更短。因富含果胶，故苹果不会加重肠胃负担。感冒发热或腹泻时可将苹果捣碎食用以补充水分，苹果的酸味成分——果酸和柠檬酸等有助于恢复体力、消除疲劳。

此外，苹果富含钾，可以帮助身体排出多余的盐分和水分。居住在日本北方地区的人一般口味较重，很多人患有高血压。有数据显示，青森县等苹果种植区域高血压患者较少，这引发了人们对苹果降压功效的研究。

苹果小妙方

- 苹果葛根汤：治腹泻。（见 91 页）
- 苹果醋：治夏天疲劳乏力、食欲不振。（见 94 页）
  原理：用苹果酿造的醋，有助于恢复体力、消除疲劳。
- 湿敷碎苹果：治感冒、腹泻、烧烫伤。（见 110 页）

芸香科

柚子

令女性身心愉悦的
香味和奇妙药效

功效 放松身心，促进血液循环，增
进食欲，缓解关节痛、神经疼痛、疲
劳，改善体寒、失眠，平滑肌肤
采集时间 11月~次年2月

提到柚子，便会想起冬至时节的"柚子浴"。在一年中日照时间最短的这几天，悠闲地泡在漂满柚子皮的浴缸里，迎接即将到来的寒冬最为惬意不过。

柚子在柑橘类植物中比较耐寒，广泛种植在日本青森县以南的区域。因其酸味强烈，比起直接食用，人们更喜欢享受柚子的清香。因含有柠檬醛、松萜等成分，柚子具有一种清爽的芳香，可有效地舒缓身心。泡柚子浴时，香气随蒸汽升腾氤氲在浴室，更能让身心放松。柚子浴能够刺激皮肤，促进血液循环，缓解关节疼痛、神经疼痛和体寒等症状。

柚子汁富含维生素 C、维生素 B_1、维生素 B_2 等营养成分，因此将柚子榨汁涂抹于患处，可治疗皮肤干燥，尤其是手部皲裂。近年来，各种含柚子成分的护肤品备受欢迎。

柚子小妙方

- 柚子浴：放松舒缓身心，可缓解关节痛、神经痛及体寒。（见 125 页）
- 柚子：治疗皮肤干燥。（见 153 页）
- 柚子酒：抗疲劳、增进食欲，缓解失眠和皮肤干燥。女性也可轻松饮用。

谷物篇

禾本科

糙米

生命力顽强的『活米』

功效　治疗脚气，抗疲劳，缓解便秘，改善肤色暗沉、皮肤干燥、皮肤皲裂、皮肤长斑

采集时间　10 月

　　江户时代至昭和时代（1926—1989），因膳食中缺乏维生素 B_1，脚气病成为日本的"全民病症"。随着营养学的发展以及日常饮食水平的提高，人们逐渐注重膳食营养平衡，昭和四十年（1965）以后，脚气病患者逐渐减少。如今，很多年轻人饮食失衡，脚气病又呈加剧态势蔓延。

　　脚气病流行自日本人放弃糙米而开始食用精米的时代。

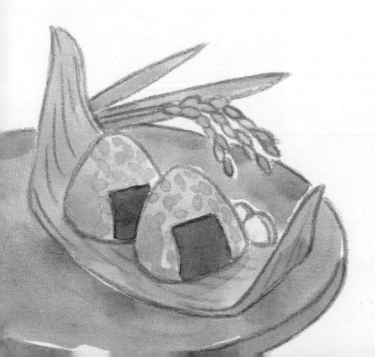

所谓"糙米"即稻谷脱去稻壳后的大米。去掉米糠层而保留胚芽部分的米叫"胚芽米",连胚芽部分也去掉的米称为"精米"。

奈良时代以后,人们开始食用精米,但仅限于贵族和将军阶层,其他阶层仍以糙米、杂谷为主食。后来,随着生产精米技术的提高,江户时代以后,武士阶层和富裕商人开始食用精米;大正时代(1912—1926),精米逐渐进入普通市民家中。糙米制成精米时,扔掉的胚芽和米糠部分富含 B 族维生素、矿物质和钙,堪称"营养均衡的宝库"。旧时食物种类不比今日丰富,人们放弃了维生素 B_1 含量丰富的糙米,改食精米,才会导致脚气病日益严重。

食用糙米不仅能够预防脚气,而且糙米中的 B 族维生素还可促进大米中的淀粉转化成能量,如果缺乏 B 族维生素,身体便疲乏无力。因此,疲劳时,食用糙米来恢复体力吧!将糙米慢慢煮软,过滤后放入汤中即可食用。糙米富含膳食纤维,很适合顽固性便秘者。

糙米研磨成汁后,具有美白肌肤的作用。

精米泡在水中太久易腐烂变质,而糙米泡在水中则会发芽,这是因为糙米中具有完整的胚芽。正因如此,糙米亦称"活米"。

糙米小妙方

- 糙米汤:治疗便秘,消除疲劳。(见 97 页)
- 米糠浴:治疗皮肤皲裂。(见 129 页)
- 淘米水面膜:改善皮肤斑点、肤色暗沉。(见 146 页)
- 米糠洗脸水:改善皮肤干燥。(见 151 页)

红小豆

豆科

从古至今的解毒食材

功效　通乳，利尿，健胃，改善体寒
采集时间　9～11月

　　红小豆具有悠久的历史，日本古书《古事记》中便有记载。古往今来，人们一直相信食用红小豆能够排出体内毒素。平安时代，人们习惯每月初一、十五食用红小豆。至今，每年正月十五（小正月）日本人仍保留着喝红小豆粥的习惯。古时人们认为红色能够镇邪，食用红小豆可保人无病无灾。

　　现代科学证明，红小豆对女性健康大有益处，尤其是对女性常见的浮肿疗效很好。身体浮肿大多由体内水分和盐分积聚过多所致，红小豆中的苦味成分有助于人体排出多余的水分和盐分，消除浮肿。浮肿不仅使身体臃肿，看上去较胖，还会导致畏寒、倦怠等不适。如果日常食用红小豆不方便，则可每日饮用红小豆茶。

　　红小豆中的色素成分具有较强的抗氧化作用，可保持人体细胞年轻。这一点很受女性欢迎，也有几分"青春永驻"的期许吧！

　　快来效仿古人，每月初一、十五食用红小豆来养生吧！

红小豆小妙方

- 红豆汤：消浮肿，缓解宿醉。（见82页）
- 红小豆枕头：治失眠。（见164页）
- 煮红小豆水：治脚气，去浮肿，抗疲劳。
  注意：煮制时请勿使用小苏打，以防营养流失。

豆科

黑豆

药效立竿可见的「黑色能量」

功效　促进血液循环，消炎，缓解咽喉肿痛，改善月经不调

采集时间　9～11 月

　　大豆营养丰富，被誉为"田地之肉"，根据不同的颜色可分为黄豆、青豆、黑豆。表皮是黑色的大豆称为黑豆。众多大豆中，旧时作为药物的只有黑豆。黑豆的药效皆源于其黑皮。血液黏稠度高、流通不畅易引发心脑血管疾病，黑皮中的矢车菊素可以净化血管，促进血液正常流通。值得一提的是，黑豆的效果可谓立竿见影，有实验证明，服用黑豆 1 小时后效果立显。此外，黑豆中有另一种宝贵的色素——花青素，它具有较强的消炎作用，镇痛效果甚至胜过常用的阿司匹林。更难得的是，大豆容易消化，不会给肠胃增加额外负担。无论是矢车菊素还是花青素，均溶于水，因此煮黑豆的汤也可服用，以助药效。

黑豆小妙方

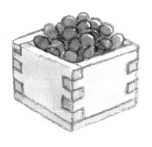

- 黑豆汤：消炎，缓解咽喉肿痛。（见 65 页）
- 黑豆茶：治月经不调。（见 175 页）

功效　去疣，美肌，镇痛，解热，缓解神经痛、风湿痛，治疗便秘，消除水肿

采集时间　9～10月

　　薏米是超市或粮油店的常见食物，具有去疣美肤的功效，日本女性常食用薏米来养生美容。

　　江户时代中期以后，日本人开始食用薏米。当时，薏米主要用

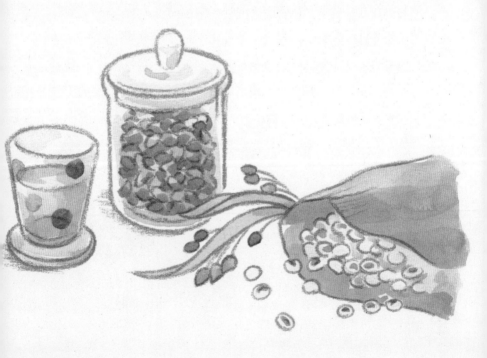

于人们产后或病愈后恢复体力。然而，有人惊喜地发现，"服用薏米后，治好了疣"，"吃完薏米后皮肤也变好了"。日本中药学者贝原益轩听闻此事后，在其著作《大和本草》一书中介绍了薏米的美肤效果，使得更多的人了解了薏米。

薏米对皮肤较好，之所以能够治疗疣等皮肤问题，是因为食用薏米可促进皮肤角质层新陈代谢。具体来说，薏米有助于促进细胞更新，将引起色斑、雀斑的黑色素等排出体外。此外，薏米还能促进皮肤疣细胞分解，加速皮肤愈合。同时，薏米的镇痛、解热作用不容小觑，因而深受风湿、神经痛患者的喜爱。

生食薏米较难消化，薏米必须煮熟食用。薏米可以与适量大米混合煮食，吃起来比较劲道，口感不错。薏米中膳食纤维和矿物质较多，可以有效改善便秘。薏米还可制成薏米茶，方便每天饮用。薏米茶有很好的利尿作用，有助于消除水肿，但薏米性寒，体寒者和孕妇不宜食用。

薏米小妙方

- 薏米粥：美肤。（见 143 页 ）
- 薏米茶：治疗神经痛。（见 126 页 ）

胡麻科

芝麻

「芝麻开门」，打开长寿之门

功效 美肤，防动脉硬化，抗疲劳，抗衰老，乌发，缓解痛经，治疗擦伤、割伤

采集时间 9～10月

奈良时代，日本人开始栽培芝麻；平安时代，寺庙用芝麻榨油来入药，之后开始食用芝麻。因此，当时出现了芝麻豆腐、凉拌芝麻、芝麻酱汁拌菜等众多斋菜。对于素食的僧人来说，芝麻富含蛋白质和脂肪，是非常重要的营养补充来源，常食芝麻令僧人容颜不衰。

芝麻中脂肪占多半，其中富含亚油酸和油酸，能够有效抑制血液中的胆固醇在血管壁堆积，预防血管老化。此外，芝麻还富含B族维生素、维生素E、铁、钙等物质，可以缓解身体疲劳，使人保持年轻体态。近期，有研究表明，芝麻中含有的芝麻素可以延缓衰老，这让芝麻备受关注。

古代神话中，"芝麻开门"打开了财宝之门；如今，芝麻打开的更是长寿之门！

芝麻小妙方

- 黑芝麻牛奶：乌发。（见 159 页）
- 黑芝麻核桃：美肤。（见 145 页）
- 芝麻盐粗茶：治痛经。（见 172 页）
- 黑芝麻和芝麻油涂抹伤口：治擦伤、割伤。（见 105 页）

其他

功效　预防动脉硬化，抗衰老，缓解感冒、咽喉肿痛、鼻塞、腹泻、呕吐恶心、便秘、宿醉、眼疲劳，改善色斑、皮肤暗沉、口臭、痛经、贫血，治疗擦伤、割伤

采集时间　5月

　　在日本，每日生活不可或缺的饮品便是茶。茶叶品种众多，平时常见的煎茶，也称"绿茶"；价格便宜、口味清淡的粗茶；经炒制而香气浓郁的熟茶等，都是以茶树的茎叶为原料制成的茶叶。

　　日本人喝茶的习惯起源于平安时代，但那时饮茶者仅限于天皇、贵族。镰仓时代（1192—1333），日本佛教临济宗的开山祖师荣西和尚从当时的中国带回茶树种子，分给全国各地的寺庙，饮茶的习惯逐渐普及开来。有文献记载称，荣西曾经将茶叶上供给饮酒过量的将军。之后不久，千利休开创了"和、敬、清、寂"的日

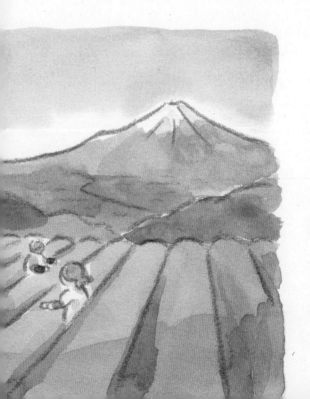

本茶道，抹茶文化开始在武士阶层广泛传播。当时普通百姓喜欢喝用干燥茶熬煮的茶水。直到江户时代中期才发明出现在的煎茶做法，茶叶终于成为日本人的日常饮品。

茶叶中有益健康的成分是儿茶素，它是绿茶、粗茶、熟茶中的苦味成分，具有防癌的功效。有数据称，日本静冈县的绿茶产地因癌症致死的人口比例比其他地区低。每天饮茶 10 杯以上的人患癌症的风险概率比少于 3 杯的人低约 40%。此外，儿茶素能够抑制血液中的胆固醇和中性脂肪，还具有显著的杀菌、杀灭病毒功效，抗氧化的功效是维生素 E（被称为"返老还童"维生素）的 50 倍以上。与此同时，日常饮茶还可预防感冒等病。

茶叶中不含糖分和脂肪，可随时畅饮而无后顾之忧，自古至今一直是令日本人长寿的"健康饮料鼻祖"！

茶叶小妙方

- 茶叶漱口：治咽喉肿痛。（见 64 页）
- 盐茶洗鼻：治鼻塞。（见 71 页）
- 梅子酱粗茶：治恶心呕吐。（见 73 页）
- 浓绿茶：治宿醉。（见 83 页）
- 碁石茶：治便秘。（见 87 页）
- 醋茶：治腹泻。（见 89 页）
- 湿敷茶叶：缓解眼疲劳。（见 98 页）
- 茶叶止血：治擦伤、割伤。（见 103 页）
- 抹茶牛奶面膜：去色斑、暗沉。（见 149 页）
- 绿茶漱口水：治口臭。（见 162 页）
- 芝麻盐粗茶：治痛经。（见 172 页）
- 酱油粗茶：治贫血。（见 184 页）

醋

日本人民饮食和健康的「抗菌力」

功效 增进食欲，除刺，抗菌，祛头屑，乌发，缓解疲劳、夏季疲乏，治疗脚癣、腹泻、关节扭伤、瘀青

人们在炎炎夏日毫无食欲或身体疲乏时，常常想吃点儿酸口的食物，可见身体很清楚自己需要什么食物和营养。日本料理中酸味的典型代表是醋，醋具有增进食欲、消除疲劳的功效。

通常，米饭或面包等碳水化合物（又称糖类化合物）在被食用之后于体内转化成能量。然而，不能完全转化的糖类会变成酸性物质滞留在体内，导致身体疲劳、倦怠。柠檬酸可促进引发身体疲劳的酸性物质转化成能量，进而消除疲劳、恢复体力。

醋中本就含有柠檬酸，醋里的醋酸等有机物在体内也会转化成柠檬酸。醋的酸味不仅闻

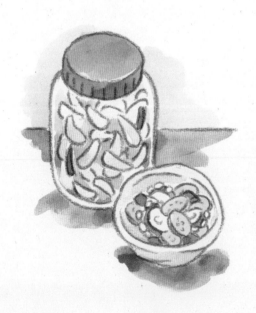

046

起来比较清爽，而且进入体内后也让人有清爽之感。我们感觉身体疲惫时，喝点儿醋或者吃点儿含醋的食物，效果不亚于做按摩。

此外，醋具有不错的抗菌效果。醋泡生鱼片、醋拌剩饭都是生活中防止食物中毒的小智慧。此外，醋对于脚癣和头皮屑的防治也有不错的效果。

醋有几千年的历史，那时的醋更像是药而不是调味品，有很多用醋治病救人的例子。江户时代，醋作为调味品，走上了千家万户的餐桌。人们食用较多的是用大米制作的米醋和糙米醋。

醋的酿造工艺会影响到醋的药用价值。市面上价格便宜、大批量生产的酒精醋几乎没有药用价值。用水稀释醋酸且用化学物质调和而成的合成醋，价格并不便宜，却毫无药用价值。因此，选用米醋或糙米醋时务必选择"原料"一栏中不含酒精的醋。

醋的小妙方

- 醋泡鸡蛋：消除疲劳。（见 96 页）
- 醋泡黄豆：消除疲劳，美肤。（见 152 页）
- 醋泡脚：治脚癣。（见 137 页）
- 米醋：祛头皮屑。（见 161 页）
- 醋茶：治腹泻。（见 89 页）
- 苹果醋：治夏季疲乏无力。（见 94 页）
- 湿敷面粉和醋：治关节扭伤、瘀青。（见 106 页）
- 醋泡洋葱：乌发。（见 158 页）
- 荞麦粉加醋：除刺。（见 113 页）

味噌

日本独特的调味品兼「万能药」

功效　强化肝功能，补充营养，防癌，缓解感冒、宿醉、便秘、花粉症、痛经

应酬过后或酒醉后的翌日清晨，总想喝一碗暖暖的味噌汤。味噌富含氨基酸，风味颇佳，入口后仿佛能浸润五脏六腑。味噌以蒸熟的大豆、大米或小麦为原料，加入盐和米曲进行发酵。原料中的蛋白质和淀粉经发酵后会分解为葡萄糖、麦芽糖和各种氨基酸。这些氨基酸中，有一种蛋氨酸虽然无法在体内合成，但可以强化肝功能。因此，应酬前喝一碗味噌汤，有助于肝脏分解酒精和其他体内毒素，从而预防醉酒，消除宿醉症状。

即使不饮酒，刚出锅的米饭配上热气腾腾的味噌汤，也会让人吃得很满足。从营养学的角度，我们每天以米饭为主食，摄取的营养并不全面。用味噌搭配米饭，可以弥补营养元素摄入的不足，补充米饭中缺乏的 B 族维生素和身体所需的氨基酸。米饭配味噌汤，营养全面，搭配合理，形成了日本独特的饮食文化。

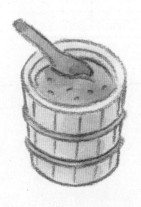

味噌起源于奈良时代，在江户时代真正走上了百姓餐桌，味噌文化空前繁盛。如今因美味而名声在外的"仙台味噌"当时便是仙台藩主伊达氏的赠品，出名之后逐渐商品化。江户时代中期，味噌腌制的近江牛肉作为滋补身体之物被进贡给将军。诸如这种关于味噌的传闻不计其数。江户时代的医学著作《本朝食鉴》曾对味噌的医疗功效做了介绍："调理肠胃、抚慰心肾；止吐止泻、强壮腰腿、滋润肌肤；解酒、肉、菜中之毒。"味噌真不愧是"万能药"！在古代，味噌乃人们身边不可或缺的食材。

如今，味噌的健康疗效已众所周知。味噌原料采用无农药的日本产大豆，且不含添加剂，经常食用可以预防癌症，对胃癌、肝癌、大肠癌有较好的预防效果。有报道称，经常食用味噌汤的人比不食用味噌的人胃癌发病率低一半。一日一碗味噌汤，远离医生身体棒！

味噌小妙方

- 味噌蚬子汤：治宿醉。（见 80 页）
- 酒糟味噌汤：治感冒。（见 55 页）
- 大蒜味噌丸：治感冒。（见 57 页）
- 湿敷味噌：治便秘。（见 84 页）
- 大葱味噌汤：缓解花粉症。（见 93 页）
- 韭菜味噌汤：治痛经。（见 173 页）

盐

日本古老的调味品

功效　防腐，抗菌，治疗齿槽脓漏、口腔溃疡、牙痛、口臭，缓解鼻塞、呕吐、肩膀僵硬、痛经

　　盐在日本出现于绳纹时代到弥生时代（前300—前250），是古老的调味品。盐最初是用于各种典礼仪式的神圣物品，后来用于入药。现代生活中有很多小妙方都利用盐的防腐、抗菌以及蛋白质遇盐凝固的特性。例如，用牙膏和食盐一起刷牙，可预防齿槽脓漏，口腔溃疡时也可将食盐涂于患处，这都是很好地利用了盐的抗菌功效。

　　盐分在人体内起到促进新陈代谢、抑制肌肉兴奋的作用，是保持人体正常生命体征不可或缺的物质。

　　盐虽有益健康，食用却不可过量。建议成年男性每日摄取8克以下盐分，以防发生高血压和肾病。需要提醒的是，即食食物中盐分较高，食用时请注意。

食盐小妙方

- 盐茶洗鼻：治鼻塞。（见71页）
- 盐水催吐：治恶心呕吐。（见72页）
- 粗盐浴：缓解肩膀僵硬。（见121页）
- 烤海带盐：治牙痛。（见139页）
- 盐水漱口：治口臭。（见163页）
- 芝麻盐粗茶：治痛经。（见172页）

海带科

海带

来自大海的长寿菜

功效　促进血液循环，预防血栓，改善寒性体质，降血压，防动脉硬化，缓解肩膀僵硬、牙痛、肌肤干燥

采集时间　7~9月

　　日本四面环海，日本人自古喜食海藻，尤其是海带。海带在日语中发音接近"喜悦"，自古就是过年或结婚喜宴时餐桌上的不可或缺之物。

　　海带可以预防因年龄增长而引起的各种身体不适。海带中的海藻酸有益于降低血液中的胆固醇含量，从而预防动脉硬化；而另一种黏稠物质褐藻糖胶能够促进血液更顺畅地循环，抑制血栓形成，从而预防脑梗、心梗。同时，因海带有益于血液循环，所以也可改善肩膀僵硬、畏寒等症状。海带富含钾和丙氨酸，因此还有助于预防高血压。

　　由此可见，海带真不愧是有助长寿的良品。由于海带中的营养成分易溶于水，因此建议做成汤或煮后食用。

海带小妙方

- 海带水：缓解肩膀僵硬。（见 118 页）
- 烤海带盐：治牙痛。（见 139 页）
- 海藻浴：改善皮肤干燥。（见 150 页）

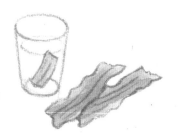

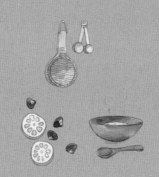

第 2 章

调理身体不适

儿时，每当我咽喉疼痛时，心里都有一丝期待和喜悦，因为父母会给我准备甜甜的药糖——白萝卜糖，这是白萝卜添加大量蜂蜜后析出的糖浆。当时，糖果的种类并不多，蜂蜜的甘甜让我每次都央求家长能多喝几碗。每次喝完我的心情变得很舒畅，不觉间咽喉的疼痛也消失了。

人体自带治愈能力，轻微不适往往可以自愈。药食同源，食疗可维持并提高身体的自愈能力。

感冒

感染病毒后，可能会引发感冒，身体发冷、头痛不适。可使用温中暖体、提高免疫力的食疗方子。

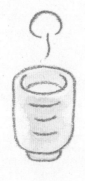

鸡蛋酒

过去，家家户户都制作鸡蛋酒，为身体发冷的感冒病人驱寒保暖。清酒可促进血液循环，而鸡蛋富含提高免疫力的维生素 A 以及人体进行能量代谢时不可或缺的维生素 B_2。此外，鸡蛋蛋清中还含有一种特殊的溶菌酶，具有缓解鼻塞、化痰等功效。市面所售的感冒药中均含有此种成分。

鸡蛋酒制作方法

① 把鸡蛋（1 个）和砂糖（两小汤匙）充分搅拌后过滤。
② 清酒（180 毫升）加热至约 60 度。
③ 在①中缓缓注入②并搅拌均匀。

※ 不胜酒力者可把清酒加热至 80 度，煮 2 分钟后，待温度冷却至 60 度后加入①中。孕妇及儿童忌食。

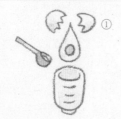 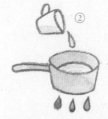 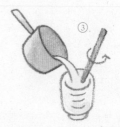

柿饼汤

有谚语云"柿子一着色，医生变脸色"，可见柿子营养之丰富。柿子经过充分的太阳光照后，不仅口感更甜，而且 β－胡萝卜素的含量也增多了，这些 β－胡萝卜素可在人体内转化为维生素 A，因此柿子十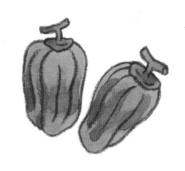分宜于体弱人群补充营养。柿饼表面的白色粉末是糖分渗出凝结形成的结晶，被中医称为"柿霜"，作为止咳镇痛的药物广泛使用至今。柿饼拆分果肉注入开水，制作成柿饼汤，有驱寒保暖、预防感冒的功效。

酒糟味噌汤

在开始察觉有些许受寒的感冒初期，我们不仅需要添加衣物，也应注意体内的抗寒保暖，祛除体内寒气，促进细胞活性，进而击退疾病。酒糟味噌汤作为清酒产地的乡土料理传承至今，制作方法极为简单：把一人份的配料和一小汤匙的酒糟放入锅中，加入适量日式高汤，煮 5 分钟后关火，加入味噌溶化即可。感冒患者趁热饮下，在味噌和酒糟的作用下，毛细血管张开，身体迅速暖和起来。此外，酒糟中的 B 族维生素可以消除疲劳。请注意，酒糟味噌汤与鸡蛋酒一样，孕妇及儿童忌食。

烤焦梅干

烤焦梅干作为治疗感冒的"特效药"，在日本各地广泛使用。梅干富含柠檬酸和苹果酸，可消除疲劳，自身即可入药。古人经常采用炙烤过的梅干入药，直至近年人们才明白其中的原理。原来梅子受热后能产生加速血液循环的青梅精。古人在生活实践中发现了青梅精改善血液循环及温中暖体的功效。取梅干2颗放火上炙烤，烤至整体焦黑后，放入茶碗中，注入开水150毫升，分离果肉，趁热食用。

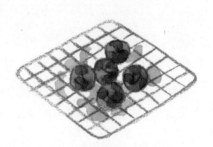

姜汤

一直在饮食调味料和佐料中不可或缺的生姜，是拥有诸多药用功效的"民间药王"（见20页）。在出现畏寒、疲倦、食欲减退等症状的感冒初期，服用姜汤效果显著。取生姜1片，研磨成泥后，注入180毫升开水和1小汤匙酱油即可。生姜中富含的辛辣成分姜辣素和芳香成分姜油酮能扩张因肌肉僵硬或寒冷而变细的毛细血管，让血液顺利流通至身体末端，达到温中暖体的效果，姜辣素对胃部的刺激还能增进食欲。

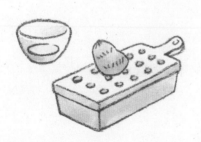

大蒜味噌丸

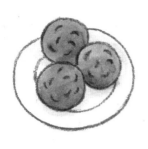

过去，佛教规定佛教徒禁食大蒜，以防食用后情绪高涨而妨碍修行。由此可见，大蒜具有强大的增强机体活力的作用。大蒜有浓烈的蒜辣气味，这源于其中的大蒜素成分，该成分具有很强的抗菌性，能抑制沙门氏菌及病原性霉菌等的繁殖，还能抵抗感冒病毒的侵袭。此外，大蒜素与味噌中富含的维生素 B_1 结合后能形成蒜硫胺素（也叫二硫化维生素 B_1），有消除疲劳、恢复体力的作用。

大蒜味噌丸制作方法

① 取大蒜 1 瓣，去皮，放入烤箱或煎锅，轻微加热。

② 研磨①，与味噌（1 小汤匙）充分混合后，搓揉成团。

③ 将②放入烤箱，再次加热，烤至微焦后，放入茶碗。注入开水 180 毫升，溶解大蒜味噌丸后饮用。

※ 生食大蒜也有此疗效，加热后气味减弱，有利于消化。

①   ②   ③

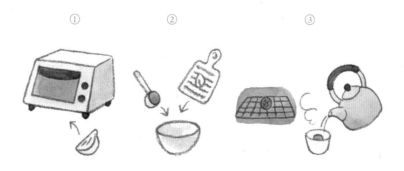

发热

发热是人体在感染疾病时常见的防御反应，发热后需要补充因身体发热而流失的水分和营养成分。

白萝卜泥汤

持续高热下，人体会流失大量的维生素 C。白细胞有吞噬入侵病原体的作用，而维生素 C 是其中功不可没的重要营养元素，因此在发热时需要摄入维生素 C。白萝卜被冠以"无须医生"的美名，白萝卜泥中富含维生素 C。白萝卜泥汤是以前家庭的必备良药。维生素 C 遇热不稳定，在焯、蒸、炒、煎、炸等烹调方式下，蔬菜中的维生素 C 会有所损失，但加入粗茶后就不会破坏萝卜泥中的维生素 C。

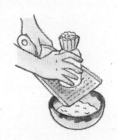

白萝卜泥汤制作方法

① 制作白萝卜泥 50 毫升，放入马克杯中。
② 生姜泥（1 小汤匙）和酱油（1~2 大汤匙）放入马克杯中，搅拌均匀。
③ 热粗茶（180 毫升）注入马克杯。

※ 萝卜皮中维生素 C 含量多，建议不去皮，整块研磨。因为此汤具有强烈的发汗作用，刺激性较强，故不推荐儿童及孕妇服用。

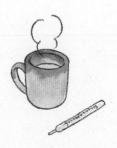

烤橘子

生活在日本东北部和濑户内海沿岸地区的人们，把烤橘子作为零食、餐后甜点及发热时的食疗良品。橘子的果皮和果肉富含维生素C以及提高机体免疫力的β-胡萝卜素。果皮里还含有β-隐黄质，在提高机体免疫力方面，比β-胡萝卜素效果更佳。用烤箱或铁丝网仔细烘烤橘子，烤至橘皮变干微焦即可。通过火烤，果皮中的药用成分可以渗入果肉，变脆的果皮可以直接食用。烘烤后的橘子甜度增加，入口竟会有类似烤山芋的味道。

垂柳煎汤

大家所熟知的水边、道路景观树木——垂柳，其树皮是一味解热良药。柳树皮里的水杨苷成分可在人体内转化成水杨酸，有解热之功效。服用时，把切碎的树枝日晒2天，取15克加入400毫升水煎煮，煮至水量减至原水量的1/3即可。早、中、晚三次空腹服用。柳科树木多数含有水杨苷，鼎鼎大名的解热镇痛药阿司匹林就是以西洋柳中发现的水杨苷为基础研发的。

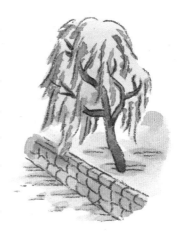

湿敷豆腐

人在高烧头昏脑涨时，冷敷额头会很舒服。最近出现了直接贴额头的退热贴，究其源头是从湿敷豆腐发展而来的。比起用冷水浸湿的毛巾，豆腐更具有吸热能力，冷却效果更加持久。或许有人会觉得用豆腐贴额头有些浪费，但从充分发挥食物本身功效方面来看，这也算是物尽其用。

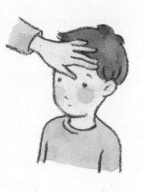

湿敷豆腐制作方法

① 去掉老豆腐（1块）中的水分后放入研钵捣碎。如果没有专门的研钵，也可使用普通的深碗。

② 在小麦粉（110克）中加入①，充分搅拌均匀。

③ 取额头面积2倍大的纱布或漂白布对折，将②涂满其中一面，厚度为5毫米，盖上纱布另一面，放在额头上。

※ 大概一个半小时后换新。

①   ②   ③

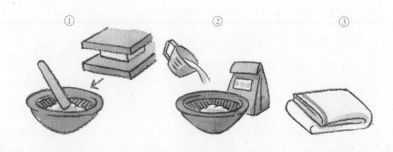

青菜枕

　　和湿敷豆腐一样，青菜枕也可以吸收热量。把菠菜、油菜、萝卜缨放入漂白布中包裹起来，当作枕头，可以缓慢地吸收热量。不仅日本人用蔬菜散热，据说南非人也会用卷心菜叶包头，而葡萄牙人会把土豆切成圆片贴到额头上。

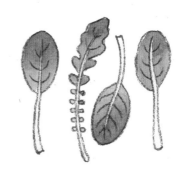

青菜枕制作方法

① 在枕头上放置防污用的枕巾或枕套。
② 用棉布手巾或纱布包裹住切成大块的青菜（油菜、菠菜、萝卜缨等约 200 克）。
③ 把②放在头部位置。

※ 青菜吸热变蔫后换新。

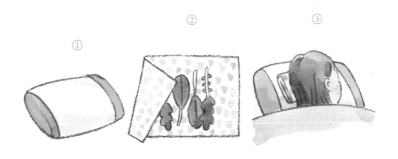

咽喉肿痛

身体感染病毒或细菌后可能会引发咽喉肿痛，此时我们需要借用能够清热润喉、消炎止痛的食物的力量。

白萝卜糖

感觉喉咙发痒疼痛时，建议服用由白萝卜和蜂蜜制成的白萝卜糖。白萝卜中的异硫氰酸酯可消炎，蜂蜜可杀菌，白萝卜糖是具有双重疗效的"特效药"。虽然名为白萝卜糖，但其实是白萝卜和蜂蜜混合后析出的糖浆。因为入口绵甜，感受不到白萝卜的涩味，所以儿童都很喜欢，不用担心味苦。一天可以喝十几次，随时服用，可以起到清热润喉的效果。良药并不都苦口。

白萝卜糖制作方法

① 把白萝卜（150 克）切成 1 厘米左右见方的小块。

② 把①装入瓶子等密闭容器中，倒入蜂蜜漫过①。

③ 放置半日，不时搅拌，等待白萝卜中的水分析出。每次取 1 大汤匙的上层糖浆，直接饮用或加水稀释后饮用。

※ 冰箱冷藏可储存 1 周左右，需取出因失去水分而萎缩的白萝卜块。1 岁以下婴儿禁食。

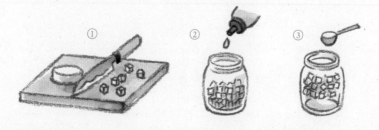

湿敷酒

感冒引发咽喉剧烈疼痛时，推荐用清酒湿敷颈部。操作方法十分简便，把清酒加热至与人体体温接近，浸湿棉布或毛巾，围到颈部即可。清酒可以扩张喉部毛细血管，促进血液循环，缓解疼痛。如果觉得用清酒太浪费，换成料酒也有同样效果。浸湿的棉布或毛巾冷却后需更换，因其中含有酒精，故儿童及不胜酒力者不宜使用。

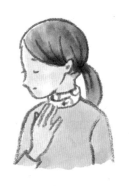

湿敷大葱

嗓子痛了敷大葱，这是生活中常用到的小窍门。实际操作时会闻到大葱特有的强烈刺鼻味道，但大葱治病的主要功效恰恰来自这些有气味的物质。这是因为大葱中含有的芳香成分大蒜碱经过切碎、研磨等处理后形成了大蒜素，具有镇痛消炎的功效。葱白部分大蒜碱含量丰富，把5厘米长的葱白切碎，用纱布或网布包裹，再拿毛巾将其紧贴颈部放置。注意，刚开始几分钟内会有刺鼻的大葱气味。

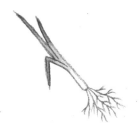

茶叶漱口

天冷时，人们往往钻到被子里小憩，虽然身心舒畅，但睡醒后却发现嗓子变得干燥疼痛，甚至因此患上感冒，此时可以尝试用茶漱口清火。茶叶的苦味成分儿茶素有清热润喉、抑制病菌的作用。茶类中煎茶的儿茶素含量极为丰富，茶叶浸入80度以上热水后会充分释放儿茶素。将茶叶放入热水中，等待冷却至人体正常体温时漱口疗效最佳。

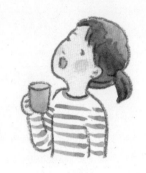

当归根煎汤

虽然在日语中无能的草包会被戏称为"大棵当归树"，但当归其实富含多种有益健康的成分。特别是其根部，日语叫作"和独活"，是自古以来深得人们信赖的一种草药。超市里常见的白色细长状当归是人工栽培的品种，野当归（也叫山当归）生长在野外。漫步山野，如果发现绿茎的当归，可以挖出根部，洗净后切成薄片，阳光下晒干。取5克干燥的当归根，加入400毫升水煎煮30分钟左右，一剂治疗咽喉肿痛的良药就制成了。

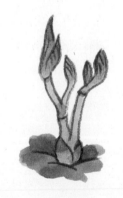

黑豆汤

我们在御节料理（日本正月过年的主要料理）煮糖豆中常看到黑豆，其作为缓解咽喉肿痛的一味药材一直流传至今。黑豆皮的色素成分花色苷是优质的抗炎物质，苦味成分皂苷是优质的抗菌物质。此外，皂苷还能抑制咽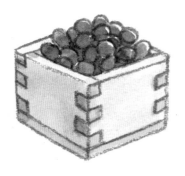喉肿痛引发的咳嗽和痰多症状。花色苷和皂苷都易溶于水，将黑豆煎煮后服用黑豆汤，可有效缓解咽喉肿痛。冰箱冷藏可放置 5 日，秋冬季节大量制作后存放，还可作为漱口水使用。

黑豆汤制作方法

① 取黑豆（40 克）洗净，去除灰尘和污渍。
② 把水（1 升）和①放入锅中，中火煎煮 30 分钟。
③ 根据喜好，酌情添加砂糖或蜂蜜。1 次喝 50 毫升，1 日 3 次（早、中、晚），空腹服用。

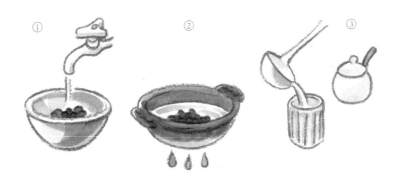

咳嗽

咳嗽是一种人体排出呼吸道内异物、分泌物的保护性反应。因感冒导致咽部有炎症时常会出现咳嗽症状。

芜菁汁

"咳咳咳"一直咳嗽时，可以试试芜菁汁，它富含具有修复咽喉黏膜作用的维生素 C。取一棵芜菁，洗净后带皮切碎，拿稍厚的厨房用纸包裹后挤压出汁。在榨出的汁液里加入适量开水和 1~2 粒冰糖，待冷却后服用。芜菁汁因为冰糖甘甜，深受儿童喜爱。

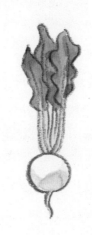

牛蒡汁

牛蒡本是一味药材，古人将其不断进行品种改良后变成如今生活中常见的蔬菜。牛蒡根有止咳作用，去皮后，把长约 5 厘米的牛蒡段研磨榨汁，直接服用。牛蒡汁放置在空气中会很快变为褐色，因为里面溶解了具有超强杀菌、消炎作用的单宁。

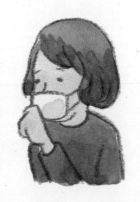

梨汁热饮

入秋时节，我们饱受喉咙干燥、咳嗽的困扰时，可以尝试梨汁热饮。直接生吃梨子，能够生津润燥，但熬煮后效果更佳。把 1 个梨子去皮、取核后研磨或放入榨汁机榨汁，再把梨汁放入小锅中文火加热。梨汁糖分含量高，熬煮时注意用文火以防煳锅，煮至梨汁减半后关火，趁热饮用。

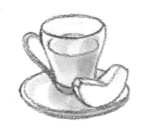

枇杷叶茶

冷饮、碳酸饮料中含有刺激性成分，易引发咳嗽。即便在炎热的夏季，咳嗽时也应尽量喝热饮，此时具有止咳作用的枇杷叶茶再适合不过。虽然枇杷果在 6 月成熟，但枇杷树冬天也不落叶，四季常青，叶子具有很多功效（见 28 页）。如今，人们可以直接从市场上购买枇杷叶，常备家中。

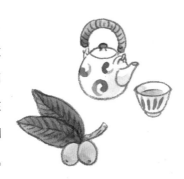

痰

喉咙或支气管的炎症久治不愈时，会出现痰多的症状。这是人体的分泌液与细菌等异物混合，包裹异物并排出体外的机体反应。

莲藕葛根汤

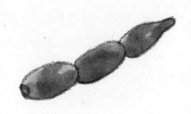

莲藕的皮和藕节富含涩味的单宁，因而具有消炎作用。莲藕葛根汤口感润滑，清咽利嗓，可用来对抗顽固的痰多症状。此方自古以来因起效迅速而广为人知。葛根粉中含有的异黄酮成分具有解热发汗的效果，发热时也可使用，1 日 2 次，早、晚服用。

莲藕葛根汤制作方法

① 将藕节彻底清洗后，取 30 克带皮研磨成泥状。
② 取①、生姜泥（1/2 小汤匙）、酱油（1 小汤匙）、葛根粉（1 小汤匙）、水（150 毫升）放入锅中，搅拌均匀。
③ 把②以文火加热，用木铲不停搅拌。煮至透明即可，趁热服用。

※ 请选用葛根全粉（本葛粉）。

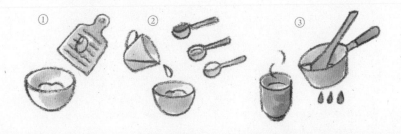

① ② ③

茼蒿煎汤

茼蒿 12 月左右正当时令。冬季因为空气干燥，人们易患感冒，多痰、咳嗽久治不愈时可以借助茼蒿。深受众人喜爱的茼蒿香气浓郁，并含有化痰止咳的成分，而且茼蒿中还有 α– 松萜，可作用于自主神经，从而提高人体免疫力。为了达到更好的疗效，请耐心煎煮，以增强药效。

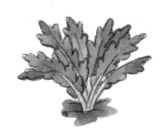

茼蒿煎汤制作方法

① 清洗茼蒿（150 克）。
② 把洗净的茼蒿和水（150 毫升）放入锅中，开火加热。
③ 水量减半时关火，拿厨房用纸等过滤取汁。

※ 1 日 3 次（早、中、晚），1 次 50 毫升左右，空腹饮用。如果觉得口感不佳，可加入适量蜂蜜或砂糖。

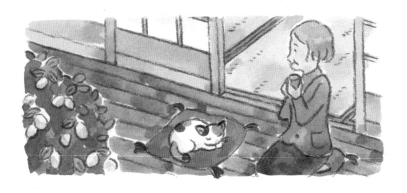

鼻塞

鼻黏膜感染病毒发炎后易出现鼻塞症状。注意：以下介绍的食疗方不适用于过敏性鼻炎。

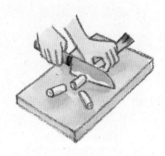

大葱湿敷鼻子

前文介绍了湿敷大葱（见 63 页）的方法，大葱中的芳香成分具有镇痛消炎的作用，而下面介绍的大葱湿敷鼻子疗法也源于此。将大葱的葱白部分切成 3 厘米长的葱段，再竖切两半。把平整一端朝下，拱形一端朝上，塞入鼻孔，几次深呼吸后，便发现鼻子通了。晚上因鼻塞辗转反侧时，用创可贴把大葱葱芯固定在鼻梁处即可。

白萝卜泥湿敷鼻子

与大葱一样，白萝卜泥湿敷鼻子同样可以起到缓解鼻塞的作用，此疗法自古代沿用至今。白萝卜头部更显辛辣，取之做 1 小碗萝卜泥，用纱布包裹榨汁。把脱脂棉或纸巾放入该萝卜汁中充分

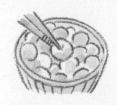

浸透后，放入鼻孔。此办法虽有效，但可能引发刺痛感等不适，故不推荐儿童使用。5~10 分钟后，呼吸便会顺畅很多。

盐茶洗鼻

前文介绍了用茶叶漱口缓解咽喉疼痛的方法（见64页），此处介绍的盐茶洗鼻是对上述方法的拓展应用，即在茶水中加入食盐清洗鼻子，但请记住，不要用加碘盐。为了发挥儿茶素的杀菌作用，茶水尽量使用浓茶。听到"洗鼻"，我们可能会联想到游泳时鼻子呛水的痛苦经历，那种穿透头顶和耳根深处的刺痛是由体液与泳池水的盐分浓度差引起的。食盐具有收缩血管的作用，因此可以用食盐缩小洗鼻液与体液的盐度差。在1杯茶水（200毫升）中放入1/3小汤匙食盐，即可无痛洗鼻。如果盐茶温度和休温接近，洗鼻会变得更加轻松。

盐茶洗鼻操作步骤

① 准备1杯与人体体温接近的盐茶。
② 堵住一侧鼻孔，另一侧鼻孔吸入①。注意不要咽下，中途憋气。
③ 拿远杯子，把吸入鼻中的盐茶从口中吐出。
④ 重复②～③步骤3~4次，最后轻擤鼻涕。

※ 无法从口中吐出的话，用吸管等滴鼻子也有清爽效果。

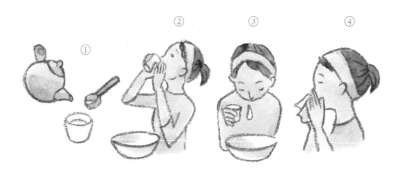

恶心呕吐

人在食物中毒或感冒、晕车时易出现恶心呕吐症状，起因不同，治疗方法也各不相同。呕吐后要大量补充水分。

盐水催吐

因宿醉或暴饮暴食而恶心不止时，不必强忍，吐出来反而会舒服。取 1 杯水（200 毫升）加入 2~3 小汤匙食盐溶解，慢慢饮下。盐水会刺激胃，引起食物反流呕吐，呕吐后躺平休息。

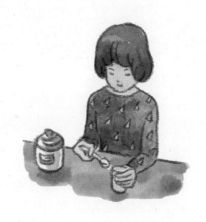

生姜止吐汤

晕车、晕船、晕机非常痛苦，以防万一，最好提前准备止吐用品。1 块生姜榨汁备用，加入 2 小汤匙蜂蜜和 3 大汤匙开水，放入微波炉加热 3 分钟后，倒入制冰模具，放进冰箱冷冻。生姜的辛辣成分姜辣素有缓解恶心和头痛的作用。外出时，把冷冻后的"生姜止吐汤"放入保温杯，随身携带。晕车不舒服时可服用 1 小汤匙。止吐汤变温后反而引发恶心，故需保持低温状态。

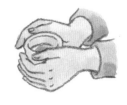

梅子酱粗茶

呕吐后，身体感到非常疲倦，往往心情也会低落，整个人精疲力竭。梅干中含有的柠檬酸可以消除体内疲劳，被誉为"疲劳清洁工"。自古以来，人们常会在夏天疲劳乏力时食用梅干。此外，梅干有止吐的效果，饮用加了酱油和粗茶的"梅子酱粗茶"，可补充水分、消除疲劳。

梅子酱粗茶制作方法

① 取梅干（1颗）去核，把梅肉剁成酱。

② 准备热粗茶（180毫升）。

③ 把①移入马克杯等容器中，注入②并搅拌均匀。

※ 喝得太急会再次引起呕吐，故需缓慢饮用。

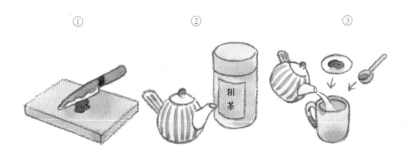

头痛

慢性头痛多见于性格认真、敏感的人，在日本是常见疾病。我们需要找出适合自己的治疗方法，与头痛做斗争。

湿敷白萝卜汁

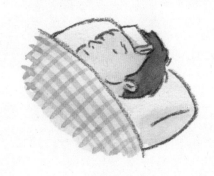

偏头痛发作时，太阳穴仿佛跳动似的一阵阵作痛，冷敷额头可以起到缓解病痛的作用。在冰块不易获取的古代，人们用白萝卜汁湿敷额头。用萝卜汁浸湿纱布或毛巾，放置额头上即可。此法操作简便，有镇痛醒脑的神奇疗效。

枇杷叶

枇杷叶含有多种镇痛治病成分（见 28 页），对头痛也有很好的疗效，使用方法极为简单。从枇杷树上采集树叶，尽量选取墨绿色的，将叶片紧贴患处即可。它对因肩颈肌肉僵硬引发的紧张型头痛有很好的缓解作用。枇杷叶因体温而变热的过程中，镇痛成分缓慢被皮肤吸收，故儿童及老人也可安心使用。此法对发热引起的头痛及疲劳乏力也有疗效。

姜油

生姜虽然气味刺鼻，但是具有让人神清气爽的效果。这种气味源于姜辣素等好几种能缓解头痛的成分。头痛发作时，取小指指尖大小的生姜，研磨成泥，与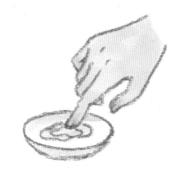等量的芝麻香油混合均匀，把姜油涂于太阳穴处，立刻便能起到治疗头痛的效果。香油可防氧化，做好的姜油可保存2天，可多次涂抹。

梅干膏药

经常出现在插画和漫画里的昭和老奶奶，有时候太阳穴会贴着像白色胶带一样的东西。实际上，它是用研碎的梅干肉制成的止痛药膏，老一辈人深知此方的功效。梅干所含的柠檬酸可促进血液循环，对因血脉不畅引起的肩膀僵硬、头痛有很好的缓解作用。请注意：此方易加剧因血管扩张引起的偏头痛。梅肉变干后，应连胶带或创可贴一同更换。

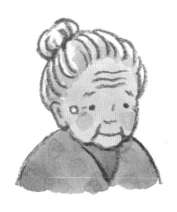

胃痛

压力大或生活饮食不规律易导致胃痛。胃酸分泌过多，胃内壁黏膜有炎症时会出现胃痛。

烤焦姜汤

很久以前，只要胃一不舒服，我们就会想到生姜。生姜中的刺激性辛辣成分姜辣素与姜酚可以刺激胃壁，促进血液循环。生姜在加热条件下能产生更多姜酚，且高温加热后含量剧增，因此把生姜烤至焦黑后制成烤焦姜汤，疗效最佳。

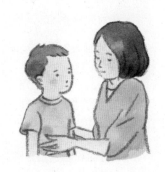

烤焦姜汤制作方法

① 将生姜（1片）切成2毫米厚的薄片。

② 把①用铝箔包裹，放入烤箱或烤网上加热至焦黑。

③ 把②放入马克杯中，注入开水（100毫升）后饮用。

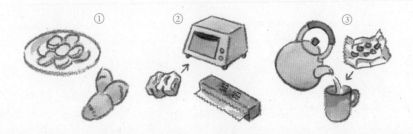

松针茶

因寒冷等因素导致血流不畅时，胃部常常出现刺痛，可以尝试赤松或黑松松针制成的松针茶。松针富含的防止血栓生成、促进血液循环的叶绿素和促进血液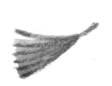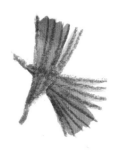循环的 α-松萜相互作用，令人体血液循环加快，以腹部为中心逐渐全身暖和起来。庭院里种植松树的朋友可以把松针清洗干净，文火煎煮20分钟后饮用。一把松针加入600毫升水为宜，可加砂糖和蜂蜜中和苦味后饮用。

生食卷心菜

卷心菜作为沙拉、炒菜和汤的配菜被大家所熟知，从江户时代中期就在日本种植。在原产地欧洲有"卷心菜是穷人的医生"这样的说法，体弱、身体不适时推荐食用卷心菜。卷心菜富含维生素U，有缓解胃痛、抑制胃溃疡和十二指肠溃疡加重的功效。卷心菜加热后会破坏其中的维生素U成分，故建议做成沙拉或榨成汁食用。

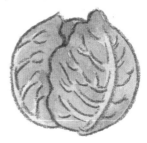

胃胀

胃动力不足、消化不良会引起胃胀，这时我们需食用健胃食物，忌暴饮暴食，让胃得到充分休息。

艾叶青汁

路边常见的艾草能改善腰痛体寒的病症，可以为擦伤、切伤的伤口杀菌消毒，是日常生活中的"万能药"（见10页）。此外，它还具强化肠胃等内脏功能的功效。如今，在药妆店可以买到干燥粉状的艾叶。200毫升开水中放入1小汤匙的艾叶粉并搅拌均匀，便制成缓解胃部不适的良药了。

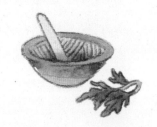

蜂蜜

早上起床后胃部不适，胃胀恶心，此时推荐吃1小汤匙蜂蜜。蜂蜜含有分解淀粉的消化酶——淀粉酶，有助于人体消化吸收早餐中的米饭、面包等碳水化合物。另外推荐早餐食用同样富含淀粉酶的白萝卜泥。

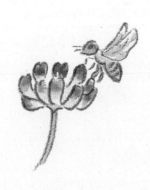

土豆锅巴

从古至今，土豆作为缓解胃胀和胃痛的食物为人们喜爱。土豆中的维生素 C 能够增强胃黏膜等组织细胞的活性。胃部不适时，把生土豆研磨后取汁，饮下 2 小汤匙左右的土豆汁即可。也可以尝试熬煮土豆汁，汁液高度浓缩后制成的土豆锅巴效果更佳。维生素 C 遇水遇热后性质不稳定，但土豆中的维生素 C 被淀粉保护，不易破坏。德国是世界著名的"土豆国"，在那里流传着类似的偏方：把土豆切成薄片，烤至焦黑，每天吃 2 片，可缓解身体不适。

土豆锅巴制作方法

① 将土豆（10 个）清洗干净，去掉芽和皮后研磨。
② 过滤①后取汁，倒入不粘炒锅或不粘平底锅中，文火煎煮。
③ 煎至②中水分完全蒸发，锅底出现锅巴后关火。

※ 每次食用少量，每天 1 次。土豆芽中的茄碱是有毒物质，去芽时尽量连附近的土豆一同去掉。

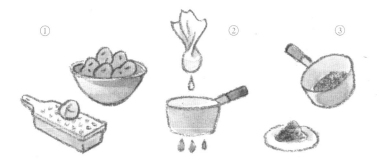

宿醉

过量饮酒后的翌日早晨，痛苦的醉酒反应仍会持续，用促进酒精分解的食疗妙方来恢复健康吧。

味噌蚬子汤

虽然酒被称为"百药之首"，但饮酒过量会给肝脏带来负担。如果整夜休息后酒精仍未被代谢完全，出现宿醉反应，我们就需要进食味噌蚬子汤类的养肝食物。蚬子富含的鸟氨酸、牛磺酸和丙氨酸成分对肝脏有益，有助于肝脏尽快分解酒精。

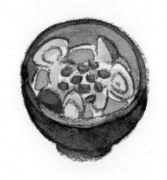

黄瓜汁

恶心呕吐、头晕头痛等宿醉引发的不适虽因人而异，但都源于酒精代谢时产生的有害物质——乙醛。缓解宿醉时，降低体内乙醛的浓度至关重要，而黄瓜中的钾能够促进乙醛的分解，故用黄瓜汁可尽快消除宿醉反应。取一根黄瓜研磨，用纱布过滤出汁液即可。

柿子、白萝卜腌菜

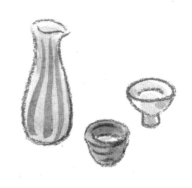

甜柿子防宿醉的疗法从古代流传至今。甜柿子中涩味成分酚类化合物可以分解酒精，同时富含维生素C、维生素B，也有助于酒精的分解；白萝卜同样富含维生素C。两者一起制作的柿子、白萝卜腌菜有解酒作用，最适合做下酒菜。凉拌菜清爽微酸，美味可口，促进食欲，让人胃口大开，也是翌日清晨的理想早餐。

柿子、白萝卜腌菜制作方法

① 将白萝卜（200克）去皮，切成细丝，加入食盐（少许）腌制去水分。

② 柿子（1个）切成与白萝卜粗细一致的细丝。

③ 大碗中加入醋（2大汤匙）、白砂糖（3小汤匙）、食盐（少许）并搅拌均匀。

④ 在大碗中加入备好的白萝卜丝和柿子丝，充分搅拌入味。

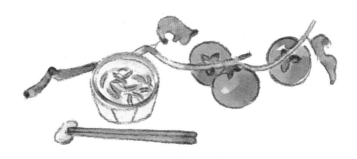

樱花茶

盐渍八重樱加开水制作而成的樱花茶是喜庆酒席中常见的热饮。茶杯中盛放的樱花不仅美丽可人，也是一味改善宿醉不适的良药。樱花的芳香成分香豆素具有解毒的作用，樱花茶有预防宿醉的功效。订婚和婚礼宴会中提供樱花茶的习俗，大概是古人因预见喜宴上容易喝醉而特意安排的吧。

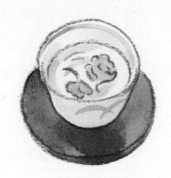

红豆汤

红小豆中的皂苷成分具有解毒的作用，有助于身体排出有害物质，对分解引发宿醉的乙醛能起到立竿见影的效果，但加入白砂糖等物的红豆馅则效果减半。把 60 克红小豆和 800 毫升水放入锅中，用中火煎煮更能发挥红小豆本身的功效，煮至水量减半即可。每隔 2 小时服用 1 次，1 次 100 毫升左右，温度接近体温的红豆汤效果更佳。

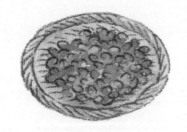

葛花汤

秋天七草之一的葛藤作为一味中药，从很早之前就广为人知。葛花花期为初夏到初秋时节，紫红色的葛花有缓解宿醉不适的功效。花瓣中的皂苷能够增强肝脏功能。葛藤长出花蕾后，在晴天采摘，直接放在纸上，置于阳光下晾晒，干透后放入密闭容器保存，便制成了中药——葛花。宿醉时，取3克葛花放入茶杯中，加入200毫升开水。冷却后饮用口感更加清爽。

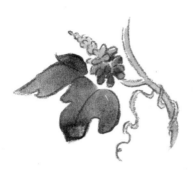

浓绿茶

绿茶中富含的儿茶素和维生素C能加速乙醛分解，从而缓解宿醉症状。此外，绿茶中的咖啡因具有很好的利尿作用，能促进乙醛和尿液一起排出体外。绿茶越浓，效果越好。因此，为了缓解宿醉不适，需要把绿茶煎煮至发苦。取10克绿茶和600毫升水放入锅中，煮至水量减半后过滤茶叶即可，趁热饮用。浓绿茶对缓解醉酒和宿醉效果显著，特别推荐给经常醉酒的人士。

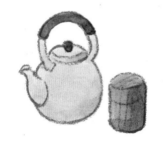

便秘

便秘是指因压力过大或饮食不规律造成肠胃动力不足，而无法顺利排便。便秘对人体危害很大，严重时还可能出现恶心呕吐和腹痛等症状。

湿敷味噌

担心市面所售便秘药有副作用的人群和不宜使用市面所售便秘药的儿童，可尝试湿敷味噌的方法。味噌和生姜有促进血液循环的功效，二者的发热成分溶解在热水中，透过人体皮

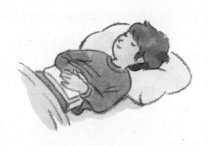

肤到达身体内部，可促进血液流通，增强肠动力，排出粪便。热敷时，腹部温暖，舒服放松，数分钟或数小时后就能通便。

湿敷味噌制作方法

① 取味噌（200克）和姜泥（1个姜片的量）混合，缓慢注入适量开水，搅拌至泥状。

② 用①把面巾涂满，覆上纱布。

③ 把②面巾一侧紧挨皮肤，以肚脐为中心放置，最上层用热毛巾覆盖，静置10分钟左右。

①　　　　　②　　　　　③

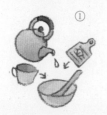
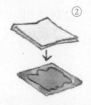
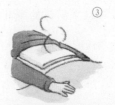

白萝卜缨青汁

在超市或蔬菜店里买白萝卜时，你会选择去掉萝卜缨的萝卜吗？其实萝卜缨是维生素及矿物质的"宝库"，也是很好的食疗材料。购买时，一定要挑带缨的白萝卜。萝卜缨制成的青汁能增强肠胃功能，连续饮用可调节肠胃状态。一棵白萝卜的缨制成的青汁，可分5次饮用。

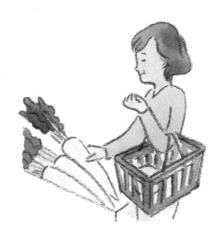

白萝卜缨青汁制作方法

① 清洗白萝卜缨（20克）后切碎，放入果汁机中榨汁。
② 变成糊状后，用纱布过滤。
③ 直接饮用②。如觉味苦，可加入等量橙汁同服。

※ 若无果汁机，可用研磨棒和研钵研磨。

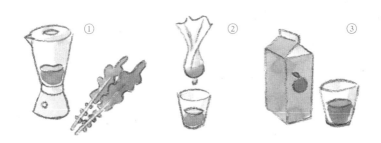

红薯粥

红薯所富含的膳食纤维是治疗顽固性便秘的"特效药"。膳食纤维可以软化粪便，还能刺激肠道内壁，促进肠胃蠕动。红薯在薯类中膳食纤维含量最高，其含有的紫茉莉苷成分也能增强肠道动力。紫茉莉苷主

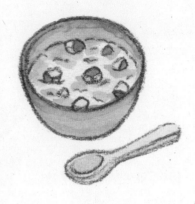

要分布在红薯皮中，因此带皮做成红薯粥，效果最好。红薯粥口感滑软绵甜，喝完心情也会变得舒畅。

红薯粥制作方法

① 淘好米（40克）后，放入水中浸泡30分钟左右。

② 清洗红薯（30克），带皮切成1厘米见方的小块后沥水。

③ 把除去水分的①和日式出汁（300毫升）一起放入锅中后开火。水开后文火煮20分钟，加入②后再煮15分钟即可。

※ 上述制作方法中的量为一次的量。不要提前放红薯，以免烟锅。出汁是日本料理中最常见的基础版高汤。可根据喜好，酌情放入芝麻盐。

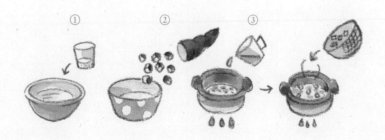

鱼腥草茶

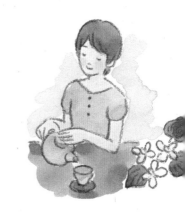

如果长期出现大便干燥、排便疼痛的症状，便会形成慢性便秘，需要持续使用促进排便的中药。专门采药煎药很是麻烦，因此推荐饮用市面所售的鱼腥草茶。它含有的槲皮苷和异槲皮苷成分能促进肠蠕动，软化粪便。1日服用3~4次，肠道功能就能慢慢恢复。

碁石茶

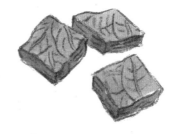

在日本高知县大丰镇，碁石茶从古代流传至今，是日本较为稀少的发酵茶之一。把山茶树叶子蒸干，再置于杉木桶中发酵1周左右。发酵期间，树叶会产生大量促进肠蠕动的肠内益生菌——乳酸菌。发酵后的茶叶经干燥制成的碁石茶，具有不同于煎茶、抹茶的独特酸味和风味，在高知县当地经常做成茶粥食用。我们可以在日本药店和保健品店买到碁石茶。

腹泻

饮食过量、受寒和细菌感染等原因导致肠道不能吸收粪便中的水分时，会出现腹泻症状。

紫苏煎汤

我们熟悉的紫苏吃起来有药味，其实它本身就是一味中药（见19页），对由饮食不当或细菌感染等原因引起的腹泻有很好的疗效。很早之前，人们就开始煎服紫苏叶和花穗。取 3~5 克紫苏叶和花穗放入 200 毫升的水中煎煮，水量煮至一半，治疗腹泻的药就制成了。早、中、晚饭后，把紫苏水温热后服用。取紫苏叶 3 片切碎，注入 200 毫升开水也可制成简易版紫苏水。红叶紫苏或青叶紫苏均可，效果无差别。

韭菜杂烩粥

以前，人们治疗夏天吃冷食过多或睡觉受寒造成的腹泻时，会做韭菜杂烩粥。韭菜中的大蒜素能促进血液循环，有温中暖体的效果。此外，大蒜素具有很强的杀菌作用，对轻度食物中毒引起的腹泻也有很好的疗效。平时可在杂烩粥里加入切碎的韭菜，稍加热后趁热食用。

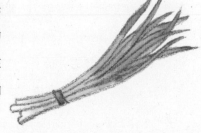

尼泊尔老鹳草茶

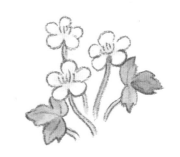

尼泊尔老鹳草茶药到病除，立竿见影，因此在日语名字写作"现之证据"。日本人首先发现了它的药效，从江户时代便将其作为治疗腹泻的特效药，沿用至今。茶中的单宁具有收敛作用，能刺激黏膜，收缩肠道，改善腹泻症状。茎叶干燥后制成的老鹳草茶是常见的保健茶，市面上可以买到。出现腹泻症状时，取 10 克茶叶，加入 500 毫升水煎煮至水量减半即可。1 日 3 次，每次温热 50 毫升茶水饮用。

醋茶

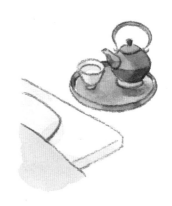

1 杯热茶（150 毫升）中加入 1 小汤匙食醋，就变成了一味治疗细菌性腹泻的良药。和老鹳草茶一样，茶叶里的涩味成分单宁可有效收敛止泻，而醋里的柠檬酸具有抗菌作用，可以消灭肠胃里数量增多的杂菌，同时消除疲劳，让我们因腹泻虚脱的身体重新焕发活力。日本茶种类繁多，此处推荐使用单宁含量最为丰富的煎茶，疗效最佳。

山药粥

山药是细长形长山药、拳头一样矮胖形山药豆和扇形灵芝山药的总称。无论哪种山药都富含缓解身体疲劳的维生素 B_1 和调理肠胃的膳食纤维，在中医里被誉为长寿药。当然，山药泥可生吃，但针对受寒造成的腹泻，热乎乎的山药粥温中暖体，效果更佳。

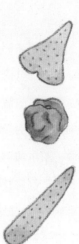

山药粥制作方法

① 淘米（40克），在水中浸泡30分钟左右。

② 取山药（50克）去皮，切成易入口大小后沥水。

③ 把①、②放入砂锅中，加水（300毫升）、食盐（1/4小汤匙）后开火，水开后用文火煮40分钟，注意防止煳锅。

①   ②   ③

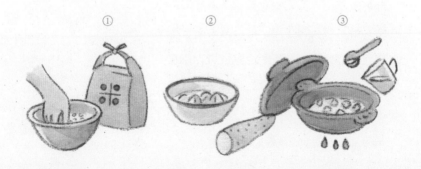

苹果葛根汤

长期腹泻的人会体力不支，心情也会变得低落，这时饮用入口爽滑、味道甘甜的苹果葛根汤再合适不过。葛根中的淀粉易消化，不会增加肠胃负担。苹果中的膳食纤维果胶，能润肠通便，增加肠道内的乳酸菌数量。此外，该食方还能抑制肠道内有害菌群，例如大肠杆菌、葡萄球菌等，米避免有害细菌造成的腹泻。苹果果皮中果胶含量丰富，食用时请勿去皮。

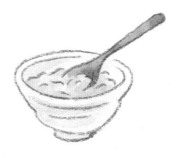

苹果葛根汤制作方法

① 把葛根粉（1大汤匙）加入水（100毫升）中，搅拌均匀。
② 取苹果（1/2个）洗净后去果核，研磨成泥。
③ 在锅中放入①、②，搅拌后文火加热。为防止结块，需用木铲不停搅拌，煮至有透明感时关火。

※ 介意苹果变色的朋友，可在步骤①后加入适量柠檬汁。

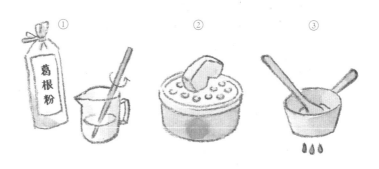

花粉症

花粉症是因植物的花粉进入人体后被人体视为异物而极力排出的免疫异常。常见的花粉症症状有打喷嚏、流鼻涕、眼睛发痒等。

柿子叶茶

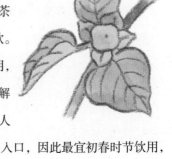

以干燥柿子叶为原料的柿子叶茶富含紫云英苷成分，是一种健康茶饮。紫云英苷对花粉症有很好的抑制作用，特别是对流鼻涕和鼻塞有很好的缓解效果。此外，柿子叶茶还富含提高人体免疫力的维生素C，且茶味清淡易入口，因此最宜初春时节饮用，补充人体水分。

芝麻油涂鼻子

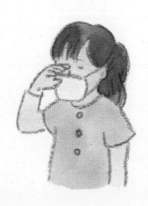

一到春天鼻子里就有些痒，晨起后打喷嚏不止，出现类似不适的人群，建议晚上睡觉前往鼻子里涂芝麻油。油脂可以防止鼻子干燥，避免接触花粉，缓解病症。涂抹山茶油、橄榄油、婴儿油也有类似效果。

大葱味噌汤

花粉症发作时会有鼻塞症状，这源于人体对花粉的排异反应而引发鼻子内部炎症，出现肿胀，进而阻塞空气通道。葱白部分富含的香味成分大蒜素可以缓解炎症。大蒜素需经拍打、敲碎后与氧接触才能产生，因此需将大葱切碎。此外，如果肠道内有益菌数量增加，可提高人体免疫力，而味噌富含有益菌——乳酸菌，每天食用可调整肠内菌群环境。每日 1 次，试着把早餐中的普通味噌汤换成"大葱味噌汤"如何？为了缓解花粉症，请在花粉漫天飞舞的仲春时节到来之前，注意每日饮食吧。

大葱味噌汤制作方法

① 把葱白（3 厘米）切碎。

② 取生姜（1 片）研磨成泥，用纱布等过滤，取姜汁。

③ 在大容量茶杯或味噌汤木碗中放入①、②，再加入味噌（1 小汤匙）、砂糖（1/4 小汤匙）后，注入 200 毫升开水搅拌均匀。

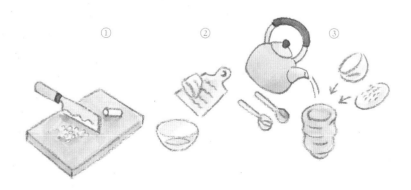

苦夏

盛夏时节，人体饱受酷热与湿气侵袭，会出现食欲不振和疲劳乏力等症状。此外，常吹冷气身体受寒、血行不畅时也会出现上述不适。

甜米酒

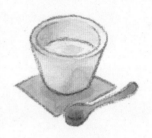

日本人通常在新年首次参拜或女儿节等寒冷季节喝甜米酒，但江户时代的人常用甜米酒来防治夏天的疲劳乏力。夏季，人们会吃很多寒凉食物，此时最宜用甜米酒来滋补受寒的肠胃。甜米酒富含能量的源泉——葡萄糖，以及消除疲劳的维生素类，营养成分高，甚至被誉为"可以直接喝的注射液"。

苹果醋

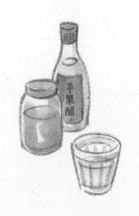

醋是一味可消除疲劳、恢复体力的常见调味料（见 46 页）。醋的种类丰富，其中以苹果为原料的苹果醋味道甘甜，入口顺滑，可谓是醋中的佼佼者。可直接饮用 1 酒杯苹果醋，如果怕酸，可在 1 大汤匙的苹果醋中加入等量蜂蜜，再注入 180 毫升的水，就制成了夏日提神特饮。

炒麦粉

孩子们在烈日下跑来跑去玩儿累了，可以给他们吃些炒麦粉制成的传统甜点。炒麦粉是将大麦炒熟后磨制而成的面粉，具有独特的芳香和淡淡的甜味。炒麦粉加入热水和砂糖等材料后就变成一款简易甜点了。大麦富含膳食纤维和消除疲劳的营养成分——维生素 B_3，有助于因酷热而脆弱的肠胃和身体恢复活力。

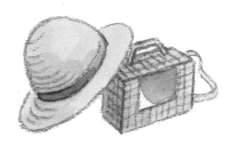

炒麦粉制作方法

① 将炒麦粉（20 克）放入茶杯或马克杯中。
② 往马克杯中缓缓注入开水（50 毫升）。
③ 根据个人喜好，可添加蜂蜜或红糖、食盐等。

※ 此方为一人量。炒麦粉可在日本保健品店或糕点原料店里买到。

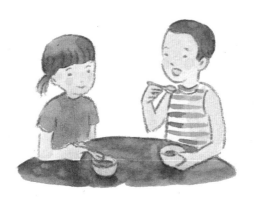

慢性疲劳

睡眠不足或休息不足时，身体会感到疲劳，有时即使休息一晚，第二天仍无法从困乏疲惫状态中恢复。若类似的疲劳状况一直持续会导致慢性疲劳。

醋泡鸡蛋

在公元前 4 世纪的古希腊，被誉为"医学之父"的希波克拉底医生让病后恢复期的患者食用醋泡鸡蛋。而在日本鹿儿岛的奄美等地，醋泡鸡蛋也作为消除疲劳的良品传承至今。醋中的柠檬酸可缓解疲劳，而鸡蛋中的优质蛋白质可改善因疲劳造成的免疫力低下。长期食用效果甚佳，但因其气味和口感浓烈、刺激，故建议对醋进行稀释，或加蜂蜜增甜后再食用。

醋泡鸡蛋制作方法

① 将鸡蛋（1 个）洗净，晾干。
② 在杯子中放入①，加入天然酿造的醋（180 毫升），用保鲜膜封住杯口，放入冰箱冷藏保存 1 周。
③ 待蛋壳溶解在醋里之后，用筷子去掉鸡蛋薄皮，把剩下的蛋液和醋搅拌均匀。

※ 放入冰箱冷藏保存，每天取 1 大汤匙饮用。

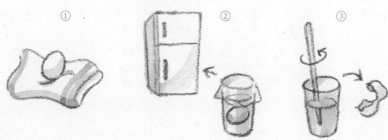

糙米汤

糙米放在水中浸泡，再置于阳光处即可发芽，由此可见糙米生命力之顽强（见 36 页）。精加工后的大米会失去大量 B 族维生素及矿物营养素，而糙米富含维生素 B_1，可促进大米中的淀粉转化为能量，助人恢复体力，做成糙米汤后，食用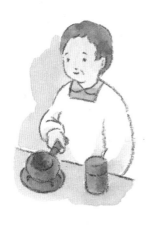效果甚佳。糙米芳香微甜，食用后令人身心舒畅。因过度疲劳而食欲减退时，可以另加梅干和生姜等提味，增强食欲。

糙米汤制作方法

① 把糙米（150 克）置于平盘上摊开，去掉稻壳，用控水拧干后的湿抹布擦去尘土或污渍。
② 把备好的糙米放入平底锅中，文火炒至变色。
③ 把炒好的糙米和水（1.5 升）放入锅中，文火煮至水量减半。
④ 把煮好的糙米用细筛过滤。

※ 糙米汤可直接饮用，也可根据个人喜好加入食盐或酱油后饮用。1 次 150 毫升为宜。
1 日 2 次，早、晚空腹饮用，也可加入海藻或蔬菜等配料。

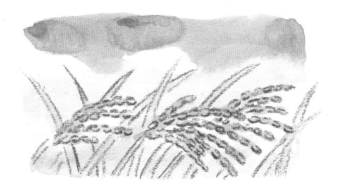

眼睛疲劳

眼皮沉重，眼睛疼痛、发痒等眼疲劳的症状持续出现，可能会引发头痛、恶心呕吐等其他不适，应及早治疗。

湿敷茶叶

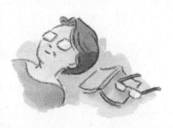

平时我们看电视、看电脑和读书时，很容易因用眼过度而造成眼疲劳。茶叶富含的茶氨酸能缓解疲劳，做成茶湿巾热敷眼睛，可以消除疲劳，茶湿巾缓缓发热，还能让人心情也放松下来。茶叶沏茶后浸湿棉布，稍微拧干后敷在眼皮上即可。棉布变凉后换新，每次持续15分钟左右。新茶或雨露茶（日本最高级的茶叶，如宇治茶等）中茶氨酸含量最丰富。

"眼药树"茶

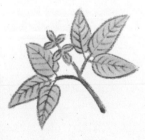

在日本，毛果槭被叫作"眼药树"。在古代，人们用其树叶和树皮制茶或煎煮制药。"眼药树"名副其实，因其富含缓解眼睛疲劳的杜鹃醇成分。日本保健品店里可以买到"眼药树"茶，用于治疗眼睛发痒，效果最佳。该茶味道略苦，可加大麦茶或糙米茶一起泡饮。

口腔炎

口腔黏膜或舌头发炎时，会造成口腔疼痛不适，让人寝食难安，茶饭不思。建议尽快治疗，让口腔早日恢复健康，重新津津有味地吃饭。

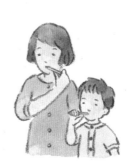

焦茄子牙粉

自江户时代开始，人们把烧焦的茄子磨成粉，作为纯天然牙粉，沿用至今。它不仅对口腔炎有治疗效果，对牙疼、牙龈肿痛、口臭也有效。茄子富含的蛋白酶抑制剂成分，能够消炎止痛，加入精盐后还能起到消除口腔杂菌的作用。但考虑到盐分摄取量问题，不推荐在平日使用的牙膏中添加精盐。

焦茄子牙粉制作方法

① 把整条茄子（1个）用铝箔包紧，尽量挤出所有空气。
② 把①放在平底锅中，烤至茄子内部全部变黑为止。放凉后，去掉铝箔，取烧焦部分，放入研钵研磨成粉。
③ 在②中放入适量精盐，混合均匀。

※ 焦茄子粉可以直接涂在牙刷上，也可加入适量水，混合后再使用。焦茄子粉也可在日本绿色食品店买到。

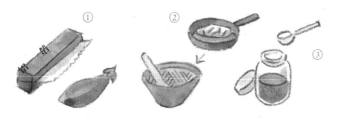

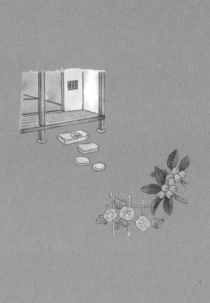

第
3
章

调理身体不适

去田野里疯玩儿、悠闲徒步后的次日，我时常感到肌肉酸痛。一边捶着疲劳未消、酸涩的腰和腿，一边念叨着哄小孩的咒语「痛痛飞，痛痛飞，痛痛飞走喽」，想着要是不痛了该多好！可我知道这个魔法不起作用，需要乖乖地准备好消痛妙方。

无论肚子痛还是腰腿痛，我们很自然地会伸手去揉，而缓解疼痛的食物妙方就是「另一只手」。让我们借助食物的力量消除病痛，保养身体！

割伤、擦伤

拿刀时手滑或不小心摔倒造成的割伤和擦伤，如果伤口不深，可以用身边触手可及的食物或药草处理伤口。

基本的应急处理

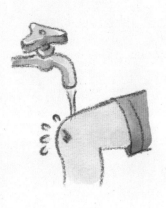

无论割伤还是擦伤，首先要用流动的水清洗伤口，去掉粘在伤口及周围的沙子或尘土等异物。因为消毒水有时会抑制皮肤细胞生长恢复，所以伤口较轻时可以不用。生锈的铁钉或刀具造成的伤口，如果深至皮下脂肪，请及时到医院处理。

芦荟创可贴

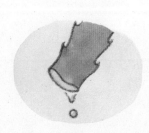

芦荟（见 12 页）作为健胃药一直被人们视为珍宝，如其别名"无须医生草"，同时也是效果显著的一味创伤药。芦荟汁中的芦荟素有杀菌消炎的作用，芦荟素能促进皮肤组织再生。切取 3 厘米左右的芦荟叶，仔细揉搓，去皮后贴在患处，也可用创可贴或胶带固定。

茶叶止血

边哼歌边切菜，一不小心切到手……在厨房忙碌时经常出现类似的小割伤，此时可以用茶叶止血。取少量茶叶浸入水中，泡开后取出，贴在伤口即可。茶叶中的单宁具有收敛作用，可收缩毛细血管，起到快速止血的作用。拔牙后血流不止时，也可咀嚼茶叶或红茶茶包，均可帮助尽快止血。

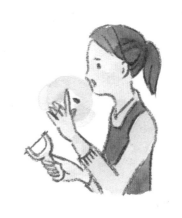

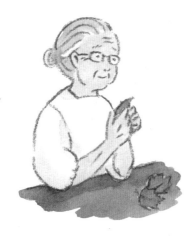

紫苏叶青汁

紫苏能止腹泻（见88页），还有消炎作用，正如其名"紫苏"，让伤口快速"复苏"，恢复原样。紫苏的芳香成分紫苏醛有很强的杀菌作用，取数片紫苏叶，大力揉搓出汁，直接涂于患处。过去，人们把干燥紫苏叶磨成粉，作为止血剂用。

大吴风草叶子

日本关东以西的沿海地区生长着很多大吴风草，是开黄色花朵的菊科多年生草本植物，不同地区有不同的称呼。大吴风草耐阴，是庭院常见的绿植，也是一味治疗割伤和擦伤效果不错的良药。它的叶子富含的乙烯醛成分有很强的抗菌作用。鲜叶轻烤变软后，贴在患处即可。

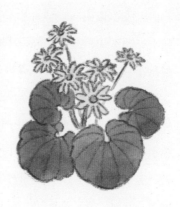

宽叶香蒲花粉

日本古书《古事记》中收录了《因幡白兔》的故事。这篇神话里有一只兔子被剥了皮，正是用池塘和沼泽等湿地里生长的宽叶香蒲花粉治愈了伤口。在宽叶香蒲花粉所含异鼠李素和 β – 谷甾醇成分的收敛作用下，毛细血管收缩，起到了很好的止血效果。初夏时节，经日晒后的宽叶香蒲花粉便是止血的良药，敷在渗血的伤口上，1 日 1 次，可助伤口快速止血愈合。

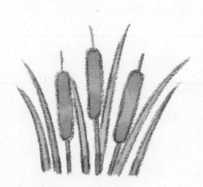

鸡蛋薄膜创可贴

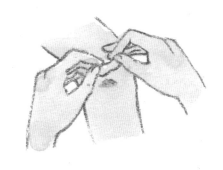

江户时代初期的药学书籍中有受伤的相扑力士用鸡蛋薄膜当创可贴的记载。紧贴蛋壳内侧的薄膜学名叫"蛋壳膜"，其富含的壳膜肽成分可以让皮肤细胞的骨胶原成分增加至2倍以上，能促进伤口早日愈合。擦伤类伤口直接接触衣物有灼痛感，敷上鸡蛋薄膜也能起到隔离的作用。

黑芝麻和芝麻油涂抹伤口

以前，为了让擦伤、割伤尽快愈合，防止伤口感染其他细菌，人们用黑芝麻和芝麻油涂抹伤口。其色素成分花青素具有很强的抗菌作用，可清洁、保护伤口。相比白芝麻，黑芝麻的花青素含量更高。把放进研钵里的黑芝麻，仔细研磨，可直接涂于患处。也可直接涂抹芝麻油，油分在皮肤表面成膜后能够防止伤口感染其他细菌。

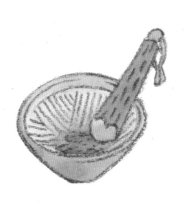

关节扭伤、跌打损伤

手腕、脚腕等部位用力过大，过度牵拉会出现扭伤，遇到强力碰撞时身体会出现损伤。如果症状轻微，可以用食物贴敷等方法治疗。

基本的应急处理

如果受伤部位疼痛剧烈，甚至痛得发抖，情况不稳定，不排除韧带受伤，请及时就医。如果只是手腕或脚腕轻度扭到，

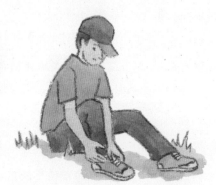

要避免剧烈运动，用毛巾进行冷敷。冷敷越及时，减轻肿胀的效果越好，伤痛也能尽早治愈。与扭伤类似，跌打损伤在疼痛缓解前也应一直冷敷。

湿敷面粉和醋

在碗中放入小麦粉（100克），徐徐加入少许食醋，整体揉至柔软后，涂抹到纱布上，厚度为1厘米左右。将纱布涂抹面粉的一面直接贴到患处，再用保鲜膜或塑料袋包起来，最后用绷带固定，防止弄脏衣物。醋有收敛皮肤和血管的功效，可以减轻皮肤肿胀，湿巾变干时，疼痛也会消减很多。

湿敷芋头

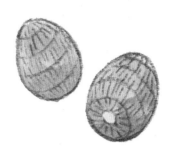

古代，人们撞伤或扭伤时，会用芋头湿敷患处。这个偏方也适用于老年性肩周炎及风湿病等关节不适。因效果显著，人们称之为"湿敷妙药"。湿敷后，纱布吸收肿胀部位的热量，有水分析出。4~5小时后换新，如有异味，请及时更换。

湿敷芋头制作方法

① 清洗芋头（2个），洗至须根稍微脱落后，带皮研磨。

② 将生姜（15克）磨碎成泥，放入①中，加入小麦粉（120克）和面。

③ 将②涂抹到纱布上，厚度为1厘米左右，用面巾纸隔开贴于患处，再用保鲜膜等包起来，最后用绷带固定。

※ 皮肤敏感者可在湿敷前涂抹山茶油或芝麻油。湿敷结束后，用肥皂水冲洗。

① ② ③

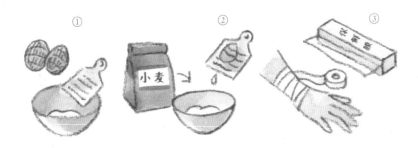

热敷生姜和韭菜

跌打损伤、关节扭伤时易出现肿胀和内出血，疼痛减轻后，由冷敷变为热敷。热敷可以促进血液循环，有助于患处及早痊愈，还能放松僵硬的肌肉。热敷生姜和韭菜，不仅具有普通热敷的疗效，还可以促进血液循环，热敷后持续释放药效，减轻疼痛。

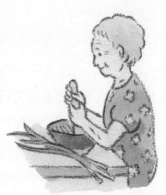

热敷生姜和韭菜制作方法

① 清洗韭菜（50克）后放入研钵中，反复研磨。

② 取生姜（1片）研磨出汁，把姜汁滴入①中并搅拌。

③ 把②放入微波炉加热，温度至正常体温后，涂抹在纱布上，贴于患处。再用保鲜膜或塑料包起来，敷2小时左右。

※ 如果没有研钵，可以用刀剁碎，留在菜板上的韭菜汁也可收集起来，作为温敷材料。

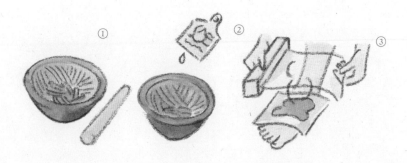

巧用砂糖去瘀青

扭伤或撞伤后疼痛消减，但伤处的瘀青一直不消，此时可以尝试用砂糖水湿敷。尽量选用细砂糖，加入适量水，搅拌至黏稠，涂满纱布，湿敷在瘀青处即可。糖分可以促进因内出血而变硬伤处的血液循环，消散瘀青。受伤后立即湿敷，也可减轻皮肤肿胀，并防止出现瘀青。砂糖彻底干透后结束湿敷。

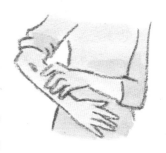

明日叶茶

有时受伤并不严重，但手腕或脚腕处的瘀青却触目惊心，类似困扰多是由于体内铁元素不足造成的。"明日叶"叶如其名，"今日采摘叶子，明日萌发新芽"，具有顽强的生命力，喝明日叶制成的茶有助于人体补充铁元素，叶中还富含红细胞生长不可或缺的维生素 B_{12}。若感觉茶味青涩，可尝试与大麦茶混合饮用。明日叶茶在日本保健品店及药店均有销售。

烧烫伤

烧烫伤指皮肤或皮肤黏膜被高温灼伤后引起的外伤。以下介绍的方法适用于轻微红肿程度的烧烫伤。

基本的应急处理

烧伤、烫伤后一定要立即冷却降温。隔着衣服被烫伤时，不要勉强脱下衣服，应直接用凉水冲洗。指尖被烫伤后，放入装满冰水的杯子或脸盆，冷却时间以 10~15 分钟为宜。水疱有保护患处的作用，不宜刺破。大面积烧烫伤，皮肤麻木感觉不到疼痛，水疱很多时应立即就医。

湿敷碎苹果

烧伤、烫伤用流水或冰水充分冷却后，如果依然感到火辣辣的灼痛，建议用苹果碎湿敷患处。苹果带皮研碎后，涂满纱布后紧贴患处即可。湿巾清凉让人心情放松，疼痛和红肿症状得以缓解。一日 2~3 次，每次更换纱布，均需重新研磨苹果。

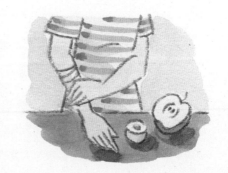

湿敷土豆

湿敷带皮土豆泥的方法适用于有红印残留的烫伤。土豆富含的皂苷成分有消炎镇痛的功效，有助于消除烫伤伤痕。土豆研磨成泥后，带汁水涂满纱布，紧贴烫伤部位，水干后替换更新。如果是轻微烫伤，

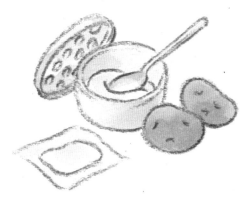

一晚就有明显好转。也可在土豆汁中加入适量面粉和醋，搅拌至柔软后湿敷，也具有很好的疗效。

湿敷芦荟

夏夜燃放烟花不小心烧伤时，很多人会涂抹芦荟汁。从古至今，日本人一说起烧伤，就会想到芦荟。人们钟爱的芦荟富含消炎成分——快速治愈伤口的芦荟乌尔辛。芦荟去皮后，露出黏滑的半透明叶肉和汁水，用纱布包裹后紧贴患处即可。将叶肉切碎，可与患处更好地贴合。

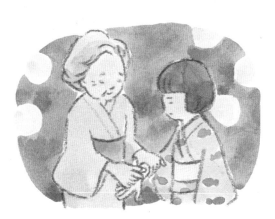

蚊虫叮咬

若被蚊虫叮咬，会出现疼痛、发痒、红肿等现象。发痒和红肿是人体对虫子注入我们体内物质而发生过敏反应形成的。

旋花叶

旋花花朵形似喇叭，娇俏可爱，它的叶子对蚊虫叮咬造成的瘙痒有很好的缓解作用。揉搓叶片，挤出汁液，滴在被咬部位即可。海滨沙土上生长的滨旋花对蚊虫叮咬有同样的效果。郊游或在海滨游玩时，要牢记此方，以备不时之需。

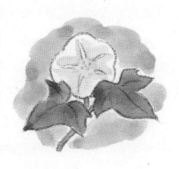

青柿子与柿油

未成熟的青柿子有一股让人难以下咽的涩味，正是这种涩味成分能够消除蚊虫叮咬造成的不适。先用清水冲洗被叮咬部位，再拿青柿子切开的断面直接涂抹即可。把青柿子带皮研磨，取其汁液放入密闭容器中保存，制成的柿油也是治疗蚊虫叮咬的一味药膏。柿油慢慢变成黏稠状黑褐色液体，可保存数年，除了用作药膏，也可作"柿油染"的染料。

小刺刺伤

蜂蜜

小刺深入皮肤，怎么都拔不出来，不时刺痛，让人难受。这时可以涂抹蜂蜜，然后静置一段时间。蜂蜜可以促进伤口愈合，在此作用下，把小刺挤出皮肤。等待时间以 10 分钟为宜，该方法不适用 1 岁以下婴幼儿。

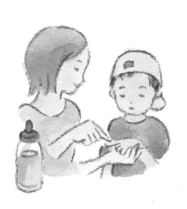

荞麦粉加醋

荞麦粉中加醋，充分搅拌至黏稠糊状，这是日本人自古沿用至今的护理妙方。把糊状膏体敷在小刺刺入处，荞麦粉和醋在吸收皮肤水分的同时把小刺往外吸，拔刺变得容易。只要在小刺刺入处敷 10 分钟即可，拔刺后不要忘记给伤口消毒。

晒伤

皮肤长时间暴露在烈日下，会起炎症。单纯的发热发红，可用食物疗法治疗，如果有水疱，需及时就医。

红茶浴

初夏旅行或仲夏去海水浴，如果在太阳下暴晒后皮肤刺痛不止，说明被紫外线灼伤了。首先，用温水或冷水淋浴，舒缓镇定发红发热的皮肤；然后用红茶茶包制成的"红茶浴"泡澡，缓解皮肤炎症。红茶中涩味的单宁成分有非常好的消炎作用。

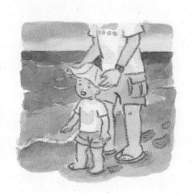

红茶浴制作方法

① 浴缸中放入温水，水温以浸泡时不感觉疼痛为宜。
② 准备红茶茶包（1~2 个）和开水，制作 2 杯红茶（400 毫升），倒入浴缸中。
③ 在放有红茶包的浴缸中充分浸泡，可把茶包敷到晒伤疼痛处。

※ 为了防止涩味成分单宁染色，出浴后请立即清洗浴缸。

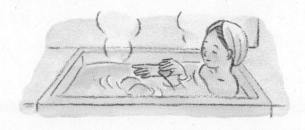

酸奶乳清面膜

酸奶的上层清液又叫"乳清"或"乳浆"，是酸奶水分分离出的液体。乳清富含促进细胞新陈代谢的维生素和保护皮肤的矿物营养素。用乳清浸湿棉布或纸巾，敷在晒伤处15分钟后，因日晒而干燥起皮的皮肤可恢复水润状态。请选用新鲜酸奶，结束后用温水清洗皮肤。

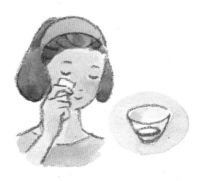

牛奶面膜

牛奶有保护皮肤的作用，是晒伤时的好伙伴。用牛奶浸湿棉布或纸巾，敷在晒伤处即可。牛奶中的磷脂能够软化皮肤，促进细胞再生。相传在过去，埃及艳后也用牛奶洗面，美容养颜。因为牛奶的脂肪成分残留在皮肤上会造成皮肤干燥，引发褐斑和雀斑等生成，所以敷15分钟后，需用温水彻底清洗皮肤。

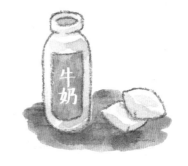

肌肉酸痛

湿敷洋葱、白萝卜和生姜泥

肌肉酸痛严重时，比起通过按摩促进血液循环，冷却消炎更为重要。过去，人们会用研磨的洋葱、白萝卜和生姜泥湿敷患处，以缓解疼痛。洋葱可消除疲劳，白萝卜和生姜能够消除炎症，三者共同作用下，身体便能快速恢复。

湿敷洋葱、白萝卜和生姜泥制作方法

① 取洋葱（50克）去皮后研磨成泥。
② 取白萝卜（50克）和生姜（1片）带皮研磨成泥，加入①中。
③ 把②涂抹在纱布上，贴于患处。

※ 纱布变干后换新，1日数次。根据疼痛范围调整用量。

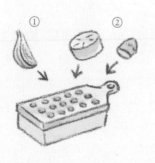
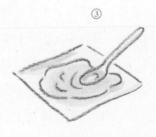

芹菜浴

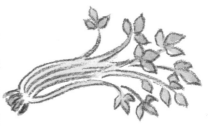

疼痛不剧烈，但腿脚乏力，身体疲惫等肌肉酸痛可通过改善血液循环来快速恢复。边按摩边泡澡本身具有不错的治疗效果，如果添加促进血液循环的天然浴盐，疗效更加显著。芹菜作为"春之七草"之一广为人知，其清爽的香气成分中含有促进血液循环的萜稀类成分。把芹菜茎叶置于阴凉处阴干半日，装入长方形网状过滤袋，再放入浴缸。用芹菜按摩疲劳严重部位，有良好的放松、舒缓效果。

菖蒲药浴

在日本，5月5日儿童节的象征除了槲叶糕、鲤鱼旗，就是菖蒲浴了。菖蒲在日语中与"胜负""尚武"同音，是大吉之物，放入浴缸一起泡澡，祈祷孩子健康成长。菖蒲叶片细长舒展，从叶子底部飘来阵阵清香，香气来源于丁香酚等芳香族化合物，有助于消除疲劳，恢复体力。和孩子一起玩耍后感到疲劳的爸爸妈妈可以试试在菖蒲浴中边深呼吸，边悠闲地泡澡。

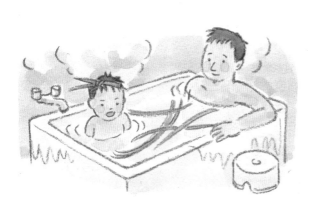

肩膀僵硬

从脖子到肩部、后背处的肌肉僵硬疼痛，多是由血流不畅造成的。我们可以灵活运用可促进血液循环的食物来缓解不适。

海带水

海藻类食物富含碘元素，可加速新陈代谢、促进血液循环。每天坚持饮用海带水，即可轻松摄取碘元素。选用煮出汁的海带 2 克放入 200 毫升水中浸泡一夜后，饮用黏滑的汁水即可。煮味噌汤的水也可用海带水代替。

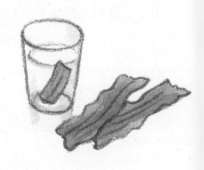

湿敷梅子醋

梅子醋是指制作梅干时自然析出的液体，因其味酸而得名梅子醋。其酸味成分主要是柠檬酸和苹果酸，有促进血液循环的疗效。取 5 毫升梅子醋加入 150 毫升开水中搅拌，浸湿毛巾拧干后，敷在肩膀部位即可。梅子醋在保健品店等有售。

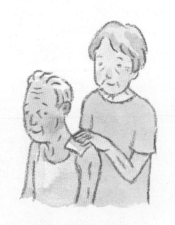

生姜葛根汤

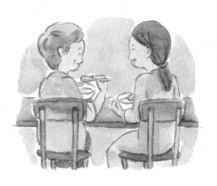

野葛是豆科植物，取其根部的淀粉制作而成的葛根粉富含消除疲劳的异黄酮成分，能够有效缓解肌肉紧张僵硬，与促进血液流通的生姜一起制作的生姜葛根汤很适合肩膀僵硬人群饮用。葛根粉可在超市购买，但请注意务必选用葛根全粉（本葛粉），否则效果甚微。根据个人喜好，可添加适量蜂蜜，蜂蜜甘甜，入口让人心情放松，是从古至今制作点心时的常用原料。

生姜葛根汤制作方法

① 取生姜（1 片）清洗干净后，带皮研磨成泥，用纱布过滤出姜汁（1 小汤匙）。

② 把水（150 毫升）放入小锅中，加入葛根粉（1 大汤匙），充分搅拌，防止凝结成疙瘩。

③ 把②用文火加热，变黏稠后加入蜂蜜（1 小汤匙），搅拌均匀。煮至透明后加入①，搅拌后关火。

※ 添加物有蜂蜜，故 1 岁以下婴幼儿禁服。

热敷烤裙带菜

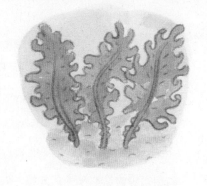

把味噌涂到裙带菜上，晒干后用火炙烤，贴于肩部，可缓解肌肉僵硬，这是日本沿海地区流传至今的生活智慧。原材料之一辣椒的辛味成分辣椒素可促进血液循环，变凉后也可继续放置片刻，以增强疗效。裙带菜与海带一样，富含碘元素，不仅可用于湿敷，放入开水中待碘元素溶解后服用，也能促进体内的新陈代谢和血液循环，有效缓解肩膀僵硬等症状。

热敷烤裙带菜制作方法

① 将辣椒（5个）去蒂去籽后切碎。

② 取味噌（6大汤匙），加入清酒（2大汤匙）和①混合并搅拌均匀，涂在宽大的生裙带菜叶上，放置在太阳光下晒干。

③ ②晒干后，切成适当大小，味噌侧朝下用火炙烤。烤至合适温度时，用味噌侧紧贴患部。

※ 辣椒素有强烈刺激性，皮肤敏感人群及儿童慎用。

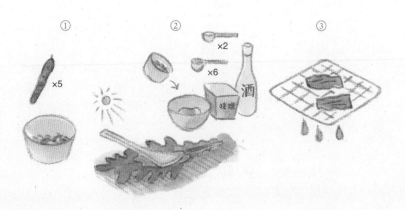

橙皮药浴

夏橙浑身都是宝，不仅果肉富含缓解肌肉僵硬的柠檬酸，其果皮也有治疗肩膀僵硬的功效，在中医里称为"橙皮"，作为缓解不适的药浴材料一直为人们喜爱。橙皮的芳香成分苧烯能扩张毛细血管，对肩膀发酸僵硬有缓解作用。夏橙皮洗净后置于阴凉处阴干数日，装入网状过滤袋，放入浴缸，再加入温水，即可悠闲地享受橙皮浴了。

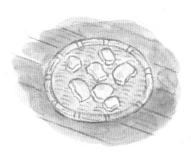

粗盐浴

如果觉得准备野草或药浴材料比较麻烦，可以试试简单易操作的粗盐浴，在浴缸中加一把粗盐即可。盐分可与皮肤蛋白质结合生成一层膜，锁住体温，有惊人的暖体功效，对肩膀也有放松、舒缓的效果。天气炎热时，很多人觉得只要淋浴洗去身上的汗液就足够了，但对于肩膀僵硬的肩周炎患者来说，还是泡澡最有益于身体健康。为了不把疲劳带到第二天，也应好好泡澡。

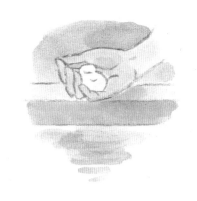

腰疼

人类依靠两条腿直立行走，用腰部支撑整个上半身重量，因此腰疼是人类特有的疾病。治疗因肌肉疲劳累积引起的慢性腰疼，可以尝试温中暖体的药方。

艾叶药浴

夏日时节，艾草郁郁葱葱，取艾叶置于阴凉处阴干 2~3 日，治疗肩酸背痛的药浴材料就制成了。取干燥后的艾叶 100 克装入网状过滤袋，放入 1.5 升开水中煎煮 10 分钟后，倒入盛满温水的浴缸即可。其芳香成分桉树醇可让身体由内而外发热，改善血液循环，缓解肌肉酸痛。泡澡时，用艾草包直接擦洗患部，效果更佳。

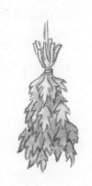

木天蓼酒

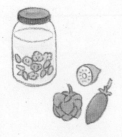

因猫咪喜欢而为人们熟知的木天蓼是生长于山地的藤本植物，7~9 月间结果，果实分为两种：一种是正常的果实，叫木天蓼果；另一种是有虫瘿的果实，称木天蓼子。木天蓼子入药，有治疗关节疼痛、体寒的功效。木天蓼中的镇痛成分猕猴桃碱溶解在酒中，制成的木天蓼酒对腰疼有特效。每天睡前饮用 15 毫升木天蓼酒，腰疼症状逐渐减轻，可以先尝试市面有售的木天蓼酒。

金银花药浴

吸食一下形状独特的金银花根部，有满口的花蜜清香。在砂糖价格昂贵的时代，春天开放的金银花是大自然为人们准备的珍贵甜品。金银花日语汉字写作"吸蔓"，从古至今都深得儿童欢心，而茎叶含有的活性成分绿原酸具有消炎作用，能够治愈成人的身体不适。德川家康享年 75 岁，远高于当时人的平均寿命。据传，他经常饮用金银花加烧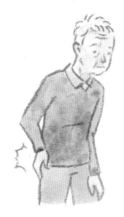酒和味淋（日本料理中的调味料）制成的金银花酒。用金银花药浴，体验一下让德川将军延年益寿的金银花的强大药效吧！

金银花药浴制作方法

① 4~6 月间采摘金银花茎叶，并清洗干净。
② 把①置于阴凉处阴干，若不能充分干燥脱水，不加保鲜膜，直接放入微波炉加热数分钟，直至完全干燥。
③ 把②（100 克）装入网状过滤袋，加水（1 升）煎煮后，直接倒入浴缸与洗澡水混合后沐浴。

※ 泡澡时，用金银花苞擦洗患部，效果更佳。

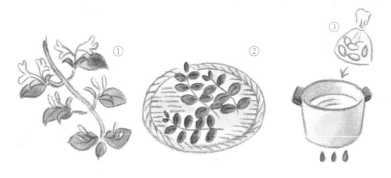

关节痛

随着年龄的增长，容易患上软骨或肌肉异常而导致的膝盖、手肘和脚腕等关节疼痛，为了舒缓镇痛，可以使用促进血液循环的温热疗法和刺激疗法。

水煮辣椒

活动时有钝痛感的关节本身很脆弱，遇冷后周围的肌肉和肌腱发硬，造成引发疼痛的代谢物和疲劳物质累积。注意关节保暖，可促进血液循环，有效缓解和预防疼痛。辣椒含有辛味成分辣椒素，人吃辣椒后发热、流汗皆因辣椒素可促进血液循环。辣椒煮水后浸洗皮肤，患处变暖发热，关节疼痛也得以缓解。

水煮辣椒制作方法

① 用手把辣椒（3个）撕成适当大小，放入小锅。

② 在①中加入水（200毫升），煎煮至水量减半。

③ 在患部提前涂好芝麻油或婴儿油，再涂上冷却后的②。

※ 辣椒水可放冰箱冷藏保存。请于1周内用完。皮肤敏感人群用量减半。

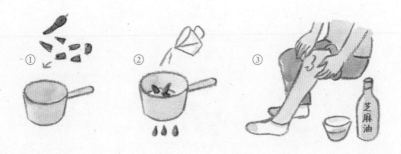

花椒药浴

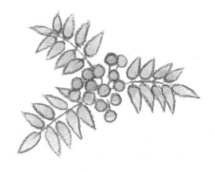

有谚语云："花椒虽小满口麻。"花椒的麻味源于它富含的花椒麻素成分，有类似麻醉的效果，因此食用花椒粒时舌头有丝丝麻意。日语里的"木の芽"专指花椒新叶，也富含花椒麻素。因此，可以把数片花椒叶装入网状过滤袋，放入浴缸，制成缓解关节疼痛的药浴包。花椒麻素可刺激皮肤发热，出浴时身体也不会发冷。注意：花椒枝上有小刺。

柚子浴

日本人在冬至那天有泡柚子浴的传统，但鉴于其保健功能强大，若一年只泡一次，则太可惜了。柚子的芳香成分溶解在洗澡水中，能够刺激皮肤，加速血液流通，使得出浴后身体不冷，进而减少关节疼痛复发的频率。此外，它可以加速新陈代谢，对体寒和神经痛也有显著疗效。柚子气味清香，有很好的放松、舒缓效果。把

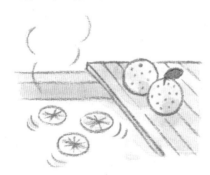

柚子切成 3~5 毫米厚的圆片，放入浴缸即可，简单易操作，使用方便。由于芳香成分和药效持久，切一次柚子，可使用 3 次左右。

神经痛

体寒会加重人的神经痛，可利用热敷或热水浴温中暖体，使疼痛消退。

生姜茎叶药浴

生姜根有多种药效（见20页），而其茎叶疗效不亚于根部。把初夏时节姜萌发的新叶和茎切成2~3厘米的小段，装入网状过滤袋，放入浴缸后，其芳香成分龙脑香逐渐发挥药效，就可进行缓解神经痛的药浴了。在旺季采摘生姜新的茎叶，干燥后保存，随时使用，十分方便。取一把干燥后的茎叶放入网状过滤袋，加入2升水，煎煮20分钟后倒入浴缸，对于缓解肋间神经痛和坐骨神经痛效果显著。

薏米茶

薏米茶自古以来作为美容保养的灵丹妙药（见40页）而备受人们推崇，同时是神经痛患者的福音。薏米中含有镇痛成分，每日饮用可有效缓解疼痛。薏米在超市或米店有售，可自制薏米茶。取20克薏米，干炒后加入400毫升水煎煮，至水量减半后关火。煮好的薏米茶为一天用量，可分3次饮用。

热敷南瓜泥

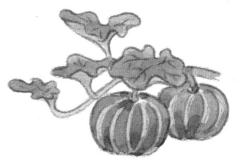

热敷南瓜泥对肋间神经痛有很好的疗效。南瓜富含镇痛成分和消炎成分，而一般身体疼痛减轻、炎症缓和后肋间神经痛就会减轻，古人根据亲身体验得出此方。南瓜品种不限，但不宜使用水煮后会分解成丝状的金丝南瓜，南瓜放凉后可用微波炉加热。

热敷南瓜泥制作方法

① 取南瓜（1/2 个）去皮去籽后，切成适当大小。
② 把①放入蒸笼，蒸至竹签可穿透时关火。用木铲等将其压碎成泥。
③ 取可覆盖患处大小的纱布，涂满②，温度不烫时紧贴患处即可。

※ 完全冷却后换新。1 日 2~3 次，每次 15 分钟左右。

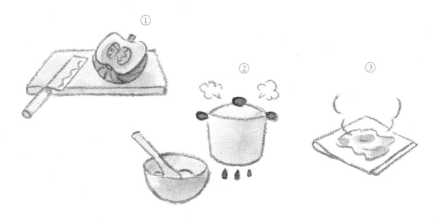

①

②

③

冻伤

寒冷季节，手脚冻得红肿，又痛又痒时说明皮肤被冻伤了。冻伤是由血液循环不畅造成的，应及时促进血液循环。

水煮大葱

皮肤冻伤后又痛又痒，让人急躁难忍。大葱经过水煮后，其促进血液循环的芳香成分硫化烯丙基溶化在水中，涂抹皮肤可缓解上述症状。取大葱葱白部分，切成 5 厘米左右的小段，加入 100 毫升水，煮 5 分钟。大葱水凉后涂抹按摩患处。注意涂抹时不要用手指往复摩擦，需朝相同方向擦拭。瘙痒难耐时可在脸盆中放满温水，倒入适量大葱水混合后，浸泡冻伤处 10 分钟左右。

橘子汁

活用冬季的食物来治疗身体冬天产生的不适，这是人们药食同源的智慧所在。桌子或暖炉上经常摆放的水果橘子是治疗冻伤的一味良药。榨取适量的橘子汁，涂抹在冻伤处，橘子汁里的芳香成分苧烯能够刺激皮肤，促进血液循环。

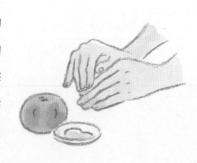

皮肤皲裂

手指、脚后跟因气候寒冷和空气干燥而出现角质层龟裂，造成皮肤皲裂。裂口看上去十分吓人，很难彻底治愈。

米糠浴

皲裂是由于缺失水分和油分，皮肤干燥造成的。将米糠作为药浴材料，可充分滋润皮肤。取一把米糠，装入网格细密的过滤袋，一起放入浴缸后，用手轻轻揉搓，不一会儿浴缸中的水变得像淘米水一样色白混浊，说明维生素和油脂等成分已溶解在水中。用此水泡完澡会发现皮肤变得异常滋润光滑。

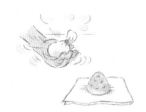

湿敷芜菁和芜菁叶

很久以前，隆冬季节一直和冷水打交道的女人常用芜菁治疗皮肤皲裂。芜菁根、叶含有的果胶成分可滋润皮肤，维生素C能够保护伤口，增强皮肤细胞活力。取1/2个芜菁和芜菁叶，分别研磨碎，混合后用纱布包起来敷在患处即可。待芜菁水分流失，纱布变干后结束湿敷。

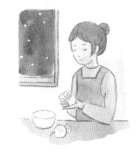

痱子

人体排汗的汗腺阻塞，易出现让人又痛又痒的痱子。多见于汗腺不发达的儿童及出汗多的人群。

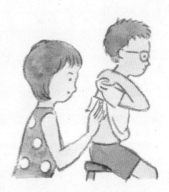

水煮枇杷叶

从江户时代开始，人们便用水煮枇杷叶治疗痱子了。枇杷新叶长成深绿色后，产生苦杏仁苷成分，可消灭皮肤杂菌。直到数十年前，婴儿一直用的是易包裹的尿布，枇杷叶对婴儿的尿布疹也有效果，解决了困扰许多母亲的问题。枇杷叶水放入冰箱冷藏能保存1周，夏季可常备家中。

水煮枇杷叶制作方法

① 选用不是嫩叶的深绿色叶片（8~10枚），清洗干净。

② 把①和水（300毫升）一起放入锅中，调节火焰，使其处于微微翻滚不沸腾的状态，煮至水量减少至2/3时关火。

③ 待②冷却后，浸湿纱布或棉布，轻拍、擦洗患处。

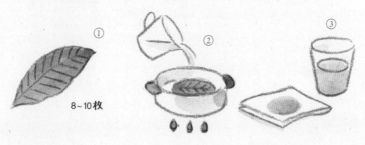

① 8~10枚　②　③

桃叶浴

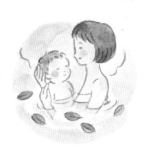

现在，日本的"土用丑之日"（一般指立秋前18天中的丑日，相当于中国的三伏天）是吃鳗鱼饭的日子，人们认为夏天吃鳗鱼可以进补滋养，养精蓄锐，有助度过炎热的夏天。然而，江户时代的人们习惯在这一天泡"丑浴"（桃叶浴），因其对痱子和湿疹有很好的疗效，人们期盼泡桃叶浴后皮肤健康，远离不适。由此也可看出人们对桃叶的信任和喜爱。和枇杷叶一样，苦杏仁苷是其主要的药效成分。取一把阴干后的桃叶装进布袋或网状过滤袋，放入浴缸，桃叶浴就制作完成了，对婴儿的尿布疹也有显著效果。

鸭跖草浴

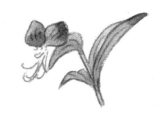

初夏至夏末时节，在田间小路边常看到开着花的鸭跖草，它是治疗痱子的一味天然药浴材料。鸭跖草开青紫色淡雅小花，采摘一把后放入浴缸即可。鸭跖草早晨开花，午后凋谢，但没有花对药效无影响。清洗干净花、叶和茎，经日晒干燥后可长期保存。取干燥鸭跖草20克装进布袋等放入浴缸。鸭跖草富含的单宁对皮肤有收敛作用，可减少出汗。

湿疹、瘙痒

以下介绍的方法对细菌和病毒引起的湿疹和瘙痒有效，不适用于遗传性皮炎等过敏性皮炎患者。

虎耳草膏药

虎耳草含有的虎耳草素（岩白菜素）具有很强的解毒功效，可消除皮肤炎症。取 5~6 片叶子，用纱布包裹，用力揉搓至汁水渗出，取出叶子，把纱布贴于患处。一日贴数次，每次选用新的叶片。对蚊虫叮咬和消除疙瘩、脓肿也有效果。虎耳草生长在日本除北海道以外的广大背阴地区，远足和露营遇到类似意外时可用虎耳草处理皮肤问题。

牛蒡水

把牛蒡切开焯水，水会变成红褐色，这是牛蒡中涩味成分单宁溶于水后呈现出的颜色。单宁有减少杂菌、抑制炎症的作用，是治疗湿疹的特效药。把 100 克牛蒡剁碎后加入 200 毫升水焯煮后，用冷却的牛蒡水浸洗瘙痒湿疹处，特别痒的部位可浸泡 5 分钟左右。

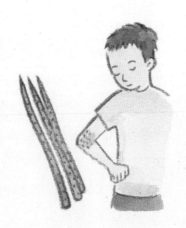

水煮茵蒿

茵蒿虽然在日语中叫"カワラ
ヨモギ"，字面意思为"河滩上生长
的艾草（见10页）"，但茵蒿和艾草
不仅叶面形态不同，药效也有很大
差别。茵蒿很久以前用来治疗瘙痒
等皮肤问题。夏末开至初秋的黄色
花朵可入药，其芳香成分 β - 松萜
和丁香烯有抗菌作用，用浓度较高

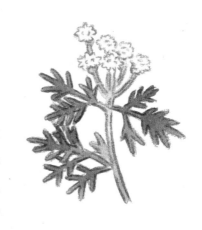

的茵蒿水清洗患处，可以止痒除湿疹。最新发现，茵蒿还具有抗过
敏和细胞修复的作用，含有其成分的化妆水在临床领域广泛使用。

水煮茵蒿制作方法

① 8~9 月采摘含花朵的茵蒿，放在阴凉处阴干，干燥后只取
花穗。
② 把①（5 克）和水（400 毫升）放入锅中，煮至水量减少到一
半以下后关火。
③ 去掉②中的花穗，1 日数次清洗发痒的皮肤患处。

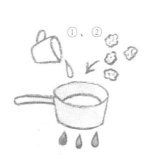

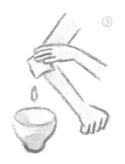

痔疮

肛门疾病大体可分为肛门周边组织被细菌感染的痔瘘、肛门外侧或内侧静脉瘀血的痔疮、肛门黏膜因粪便过硬而裂开的肛裂等几种。

水煮无花果茎叶

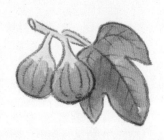

以前受痔疮折磨时，人们把无花果作为治疗痔核和消炎后治疗痔瘘的特效药。煮过无花果茎叶的温水可以促进肛门周边的血液循环，清洁患部，改善病症。排便用力易恶化痔疮，所以富含食物纤维、润肠通便的无花果果实也是一味良药。无花果的茎、叶和果实都是宝，切莫浪费。

水煮无花果茎叶制作方法

① 把无花果的茎和叶（一把）切碎。
② 加水（400 毫升），煮至水量减半。
③ 把纱布等用②浸湿，贴于患处。冷却后再加热，重复数次。

※ 去掉②中的茎叶，坐浴效果甚佳，请根据用量调整水量。

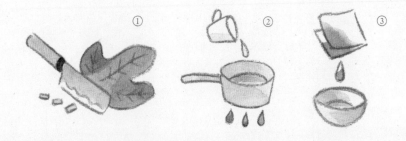

水煮冬瓜子

取冬瓜子阴干后便制成一味中草药"冬瓜子"，它含有皂苷，可抗菌消炎。加水煎煮后是改善浮肿和治疗跌打损伤的一味内服药，外用效果也不错。把10克左右的干燥冬瓜子加入400毫升的水，煎煮10分钟，用该水冲洗患处，可以缓解疼痛等症状。与水煮无花果茎叶（见134页）一样，建议保持温水状态。

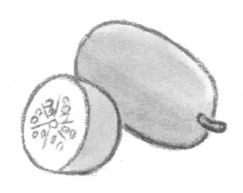

莲藕榨汁

因便秘或反复排泄坚硬的粪便，肛门黏膜会出现严重的撕裂，这就是肛裂，多见于容易便秘的女性和肛门皮肤组织衰老的老年人。肛裂痛感剧烈，有时还伴随大量出血现象，使人饱受痛苦折磨。滴滴答答血流不止时，可以用莲藕榨出的汁液浸湿纱布等贴于患处。此方法利用了莲藕所富含的单宁成分的止血作用。单宁在靠近莲藕皮处含量丰富，因此带皮榨汁，止血效果更佳。止血后，通过淋浴冲洗干净。

脚癣

白癣菌是真菌的一种，感染白癣菌后易得脚癣，特点是瘙痒，皮肤逐渐脱落。得了脚癣要耐心治疗。

青梅精

梅子里富含的药效成分浓缩而成的青梅精，具有超强的杀菌性和抗菌性，对于沙门氏菌和大肠杆菌等造成食物中毒的细菌，可抑制其繁殖。此外，它对于引发脚癣的白癣菌也有抑制作用。把青梅精薄涂在纱布上，贴于患处 20 分钟左右即可。泡澡后，皮肤变得柔软，药容易渗入皮肤，因此建议出浴后使用，药效更佳。白癣菌喜湿，因此冲洗后要擦干水。

青梅精制作方法

① 清洗青梅（1 千克）后，擦干水，用竹签等去掉梅核。
② 研磨①，用纱布或抹布包裹，用力挤出汁液。
③ 把②放入锅中，文火加热，不断搅拌，煮至其呈黑色糖稀状后关火，再放入瓶子等密闭容器中保存。
※ 青梅精具有很强的抗菌作用，可长期保存。

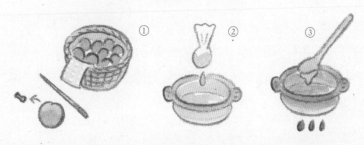

醋泡脚

生活在江户时代的人，习惯于穿草鞋和竹皮屐等通气性能良好的鞋子，因此不像现代人一样深受脚癣的困扰。当时尚未发现白癣菌，人们认为病因是藏在水田中的虫子，因此日语中脚癣写作"水虫"。江户时代的人虽不可能知道真正的病因，但根据自身经验得出了治疗脚癣的生活智慧，那就是用醋泡脚。醋有杀菌的作用，加热到不烫手的程度，用2倍量开水稀释后泡脚。为了增强杀菌效果，泡脚后不用水冲洗，拿干燥的毛巾擦去水即可。醋的种类不限。

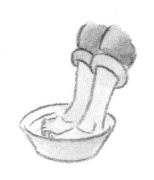

鱼腥草青汁

鱼腥草对脚癣有很好的治疗效果。强烈的刺激性气味源于抗菌性能显著的鱼腥草素成分。摘取数片鱼腥草叶，捣碎取汁浸湿纱布，1日3次贴于患处，每次20分钟。鱼腥草素不稳定，不宜储存，每次需用新鲜叶片取汁。治疗脚癣需要长期努力，以上介绍的治疗方法均应持续使用1个月以上。

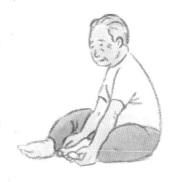

牙疼

花椒粉

处理鳗鱼必不可少的香辛料花椒有强烈的刺激性味道，这种辛辣味道源于花椒麻素成分，是生活中缓解牙疼的一味麻醉药。从虫牙洞中取出异物，清洁牙洞后，用花椒粉填充。牙神经敏感不能用上述方法时，用花椒煮水漱口也能达到不错的效果。取 5 克花椒加入 100 毫升水煎煮，冷却至体温后漱口即可。

繁缕

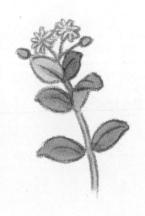

在现代作为日本"春之七草"而广为人知的繁缕，在江户时代是保护牙齿和牙龈健康的珍贵良药。江户时代的百科事典《和汉三才图会》中有"繁缕汁加盐做牙粉，治疗牙槽脓肿"的记载，在当代"繁缕加盐"组合也广受好评。急性牙疼时，用蛀牙紧咬清洗干净的这味中药，疼痛会逐渐缓解。

烤海带盐

蛀牙处经常有口腔细菌分解食物残渣时产生的大量酸性物质。以前，人们用碱性食物中和，可以镇痛。在日本各地口口相传的妙方中以烤海带盐效果最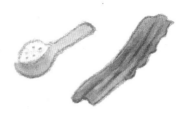

佳，把海带烤至黑焦，在研钵中研碎，加入等量烤制后的食盐混合便制成一剂良药——烤海带盐。将其填入蛀牙牙洞，疼痛神奇般减退。虽说这样可以暂时止痛，但疼痛越久蛀牙越严重，是不能自愈的疾病，因此应及时就医，接受治疗。

青梅精

与烤海带盐一样，以前人们也用青梅精缓解牙疼。如前文所述（见 136 页），青梅精具有超强的杀菌抗菌作用，涂于患处，可消炎镇痛。虽然将普通梅干紧贴牙龈也可缓解疼痛，但建议选用青梅精为佳，据称其药效是普通梅干的 30 倍，对牙疼以及牙龈炎、牙槽脓肿均有效。青梅精用途广泛，建议家庭常备，放于冰箱冷藏。

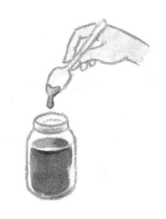

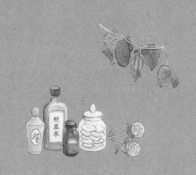

第 4 章

女性滋补保养

我家的女性长辈喜欢用丝瓜化妆水和枇杷叶化妆水护肤。最近,年轻女性朋友间流行用"有机化妆品"(自然派化妆水)。可见,年轻一代也开始『自然护肤』,我感到非常开心。

除了美容养颜,民间还有很多调理身体的方法,以及缓解女性身体不适的经验妙方。让我们用传承至今的日式食疗妙方调养身心吧!

美容养颜

皮肤出状况易影响女性的好心情，日本传统女性"大和抚子"（指代美丽温婉、体贴贤惠、优雅的日本女性）们会灵巧运用各种天然素材，美容养颜。

丝瓜水

在江户时代，丝瓜水被人们誉为"美人水"，上至大奥里的公主，下至庶民老百姓，所有女性对其喜爱非常。丝瓜水富含的皂苷成分可以温和去除皮肤表面的污渍，还有抑制皮肤细菌增殖、提高肌肤细胞免疫力的强大功效，对受粉刺等皮脂问题困扰的人群尤为推荐，丝瓜水是鼻祖级的美容养颜圣品。

丝瓜水制作方法

① 9 月左右，大量浇水后，从距地面 50 厘米处剪掉丝瓜藤蔓。
② 清除接地丝瓜茎切口处的污渍，插入空塑料瓶后，用胶带固定。
③ 放置一昼夜，把收集的丝瓜水用咖啡滤网等过滤。

※ 置于冰箱冷藏，可保存 5 日左右，泡澡或洗脸后使用，涂抹方法与化妆水相同。

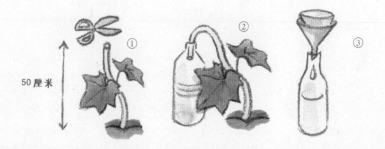

50 厘米

薏米粥

薏米有加速细胞新陈代谢的作用，新陈代谢是指细胞的自我更新。薏米有助于令造成皮肤问题的受伤细胞再生，促进多余水分和代谢物排出体外，缓解水肿。自江户时代，薏米便作为美肤去疣的妙药（见40页），深受人们的信赖和喜爱。美丽滑嫩的肌肤离不开女性激素——雌激素的作用，薏米可以促进雌激素的分泌。薏米富含膳食纤维，对引起长小疙瘩和皮肤暗沉的便秘也有疗效。多吃薏米，让肌肤由内而外焕发光彩吧！

薏米粥制作方法

① 清洗脱谷后的薏米（40克）和大米（40克），在水中浸泡一晚。
② 将煮出汁的海带（5厘米）、①、水（650毫升）一起放入锅中，开火熬煮。
③ 沸腾后取出海带，剩余部分用文火煮至黏稠即可，黏稠度可由自己喜好决定。

※ 可添加梅干和柚子等佐料，美肤效果更佳。

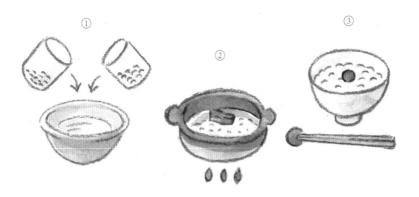

芦荟化妆水

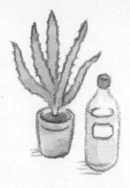

充满弹性和光泽、细腻湿润、人人艳羡的皮肤离不开大量动物性蛋白——胶原蛋白。胶原蛋白每天在体内进行分解和合成，但随着年龄的增长，皮肤胶原蛋白含量逐渐减少。可以用芦荟精华涂抹皮肤，能有效地促进皮肤的细胞循环作用，排出细胞内的各种有害物质，保持细胞活力。芦荟中含有的芦荟素能抑制细胞合成黑色素，预防雀斑和褐斑。芦荟还可以促进细胞的新陈代谢，淡化已形成的褐斑和雀斑。

芦荟化妆水制作方法

① 清洗适量芦荟，切成 2 厘米大小。

② 把①放入广口瓶中，注入大量烧酒（35 度），在阴凉处放置两个月左右。

③ 把过滤后的②（80 毫升）和纯净水（100 毫升）、甘油（20 毫升）混合在一起，装入喷雾器后使用。

※ 芦荟品种不限。制成的化妆水放在冰箱冷藏室中保存，请于 1 个月内用完。

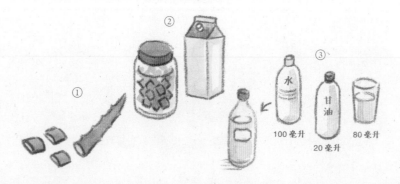

黑芝麻核桃

想要同时摄取可保持肌肤活力的黑芝麻和核桃，可以尝试下述方法。平安时代的医书里有关于核桃美容护肤功效的记载，核桃富含维生素 E，可阻碍体内过氧化类脂体的生成，延缓皮肤衰老。黑芝麻富含的维生素 B_2 不仅可去除过氧化类脂体，还是细胞再生和成长不可或缺的营养元素，对皮肤细胞的再生也有促进作用。核桃和黑芝麻能够从根源处消灭褐斑、皱纹、干燥等皮肤问题，堪称预防皮肤老化的最佳组合。

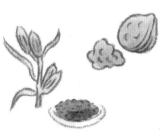

黑芝麻核桃制作方法

① 将核桃剥壳（取核桃仁 100 克）备用，没有带壳核桃时，也可用制作糕点的核桃粉。

② 把①和黑芝麻（50 克）放入研钵研磨。

③ 每天吃一大汤匙。

※ 可作为佐料灵活使用，只需轻轻一撒，米饭、炒菜、沙拉均口味更佳。保存时间为 1 个月左右。

①、②

③

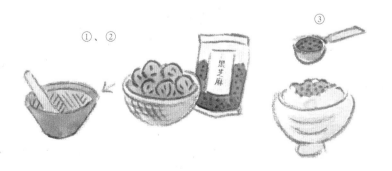

皮肤斑点、
肤色暗沉

随着年龄的增长，在紫外线作用下生成的黑色素不断积累沉淀，皮肤易出现斑点和肤色暗沉。可以运用食物的力量，让肌肤恢复其本来的白皙无瑕。

淘米水面膜

俗话说"一白遮百丑"，自古以来，拥有白皙透亮的皮肤一直是人们所向往的。为了美容养颜，日本江户时代的女性喜欢用米糠水洗面。米糠含有神经酰胺，可以抑制黑色素的生成，锁住皮肤水分。此外，它含有的 B 族维生素和矿物质可促进皮肤新陈代谢。淘米水中会残留碾米过程中的米糠成分，在倒掉之前可做面膜用。

淘米水面膜制作方法

① 米过水，去掉灰尘和杂质。淘米，把首次淘米的水倒入碗等容器中。
② 等待碗中淘米水的米糠成分沉淀，去掉上层清液。
③ 洗脸后，用手指蘸②涂抹全脸并轻轻按摩，之后用温水洗净皮肤。

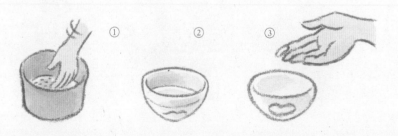

枇杷叶化妆水

在紫外线中暴晒或精神压力过大时，人体内会产生活性氧成分，活性氧成分会进而合成诱发斑点、使肌肤暗沉的过氧化类脂体。枇杷叶含有的苦杏仁苷可抑制过氧化类脂

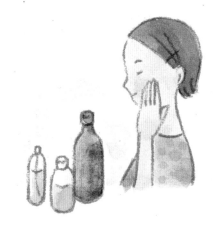

体的生成，有助于皮肤通透白皙。枇杷叶蕴含的涩味成分单宁也能保护皮肤不受过氧化类脂体的侵袭，锁住皮肤水分。此外，单宁具有收敛作用，能够收缩毛孔，让皮肤柔滑细腻。

枇杷叶化妆水制作方法

① 用刷帚清除枇杷叶（60克）叶片上的杂物，之后阴干。

② 把①去除叶脉，切成3厘米大小，放入广口瓶，加入烧酒（35度、900毫升），放置阴凉处，保存3个月。

③ 把过滤后的②（80毫升）与纯净水（100毫升）、甘油（20毫升）混合在一起，装入喷雾器，放在冰箱冷藏室内保存，于1个月内用完。

※ 由②得到的枇杷叶精华是治疗湿疹、蚊虫叮咬、烧伤烫伤等的"万能药"。

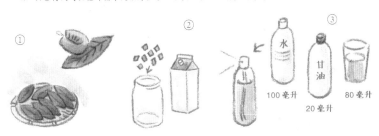

西瓜化妆水

或许因为西瓜水分含量丰富，所以从很久以前人们便将西瓜汁用作自制面膜及化妆水的材料，针对皮肤斑点和肤色暗沉，其改善肤色的效果有口皆碑。有研究者注意到，从事西瓜榨汁工作的女性双手十分白皙细腻，由此证实西瓜汁确实有美肤效果。西瓜富含一种叫瓜氨酸的氨基酸，能够让血管重返年轻态，并促进肌细胞再生，为角质层细胞补充水分。此外，西瓜还富含具有美白效果的番茄红素。让我们用西瓜来治愈夏天疲劳的肌肤吧！

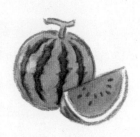

西瓜化妆水制作方法

① 取西瓜果肉（适量）去籽后研磨。
② 用纱布过滤①，加入等量的纯净水混合。
③ 把②装入喷雾器放入冰箱冷藏室保存。

※ 请于 3 日内用完。

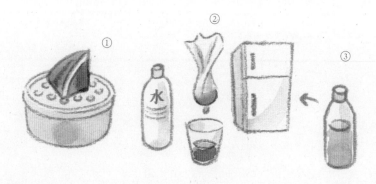

抹茶牛奶面膜

茶叶富含维生素 C，可以抑制黑色素的沉淀，淡化已生成的皮肤斑点。此外，茶叶中还含有促进皮肤细胞更新的维生素 E，以及阻止体内活性氧生成的儿茶素，可以说茶叶是女性美容养颜的宝藏。与牛奶混合后，其中的维生素 A 可使皮肤细腻滋润，B 族维生素可增加皮肤弹性，是一款简易的护肤面膜。牛奶的脂肪成分残留在皮肤上，易诱发斑点和雀斑，晚上面膜护肤后不要忘记用水清洗干净，绿茶粉也有同样的效果。

抹茶牛奶面膜制作方法

① 把抹茶粉（1/2 小汤匙）、牛奶（1 大汤匙）、小麦粉（1 大汤匙）充分混合后制成糊状。

② 把①涂抹全脸并轻轻按摩，敷 5 分钟左右。

③ 用温水清洗干净。

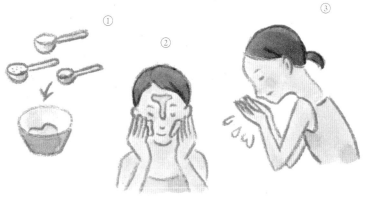

皮肤干燥

保护角质层的皮脂分泌量因气候或年龄等因素影响而减少，皮肤角质层水分过分蒸发会导致皮肤干燥。

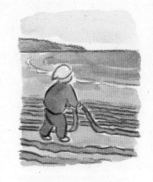

海藻浴

在日本沿海各地广为流传的海藻浴，据传是由冬天在大海里和严寒做斗争的渔民总结出来的生活智慧。用海藻药浴可促进血液循环，达到由内而外温中暖体的效果。渔民妻子用海藻擦洗身体，能够在严寒和海风的恶劣环境中保持皮肤水润，远离干燥。海藻上的黏性物质褐藻糖胶接触身体后会形成一层薄膜，可防止角质层水分蒸发。

海藻浴制作方法

① 把去掉汁液后的海带或裙带菜茎切成 2 厘米长的小块，用纱布或棉手巾包裹。

② 把①放入装满水的浴缸。

③ 清洗头发和身体后进入②中泡澡，用①擦拭容易干燥的脸、手肘、膝盖、脚后跟等部位。不要洗掉海藻成分，直接出浴。

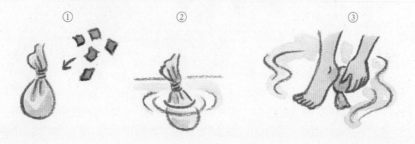

①   ②   ③

王瓜

王瓜，秋天结卵形果实，呈朱红色，是一种生长在青森以南的葫芦科植物，因果肉和果汁能够美容养颜而为人们所喜爱。它对已经起皮、发生皲裂的皮肤有很好的治疗效果。把果肉榨汁后涂在皮肤上，用果实泡的酒薄薄地涂在患处等，王瓜在日本各地被应用于不同的治疗方法。王瓜根含有的淀粉是以前制作传统"天瓜粉"（也称天花粉）的原材料，天瓜粉可以保护婴儿皮肤，使其远离痱子的困扰。母亲用果实，婴儿用根，自古以来日本人始终被王瓜的强大药效所守护。

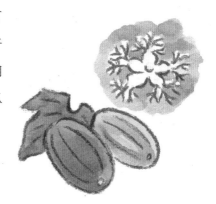

米糠洗脸水

如前文所述（见 146 页），江户时代的女性用米糠水洗脸。浮世绘里出现过澡堂售卖米糠的场景。用米糠水洗脸，会给人带来意想不到的效果。因为米糠含有适量的油分，所以皮肤的紧绷感会消失。此外，米糠所含的 γ - 谷维素已被证实可以促进皮脂的分泌。米糠洗脸水可以说是干性皮肤者的福音，其制作方法如下：取一把米糠，手帕包裹封口，整体浸入温水中，待米糠中有效成分溶解、温水变白后，用手帕轻压脸部皮肤，清洗面部即可。使用后的米糠请扔掉。

皮肤粗糙

压力大、睡眠不足或人体老化等都会造成皮肤粗糙。可以通过食疗来改善皮肤粗糙，让肌肤由内而外散发光彩。

醋泡黄豆

黄豆浸泡在醋里制成的"醋泡黄豆"因药效显著而在日本各地广为流传，是家中常备的一款"万能药"。醋泡黄豆除了消除疲劳、预防衰老、缓解便秘，还可以改善皮肤粗糙。黄豆富含的大豆异黄酮和女性体内的雌激素结构相似，能让皮肤保持弹性和光泽。此外，黄豆富含调整肠内环境的低聚糖和保护肝脏的卵磷脂。如果肠道和肝脏出现问题，皮肤也会变差。用醋泡黄豆，可以由内而外改善皮肤状况。

醋泡黄豆制作方法

① 取干燥的黄豆（适量）用水清洗干净，用笊篱滤干水分。
② 用平底锅干炒①8分钟，注意不要炒焦。
③ 待②余热散尽后，装入广口瓶，加入醋，醋刚没过黄豆即可。放入冰箱冷藏，保存4~5天后制作完成。在这期间黄豆会吸收醋液，注意加醋补足。

※ 1日吃10粒左右，置于冰箱内冷藏保存，并于1个月内吃完。

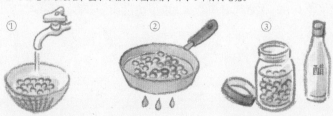

柚子

柚子的芳香成分可以促进血液循环，之前介绍了缓解关节疼痛的柚子浴制作方法（见 125 页），实际上泡柚子浴还能嫩滑肌肤，美容养颜。柚子皮含有的橙皮苷可促进胶原蛋白的生成，是皮肤湿润的根源。此外，柚子皮在柑橘类水果中维生素 C 含量最高。维生素 C 也是合成胶原蛋白不可或缺的一种营养元素。除了泡柚子浴，日常饮食中常吃柚子，可最大限度地预防皮肤粗糙。

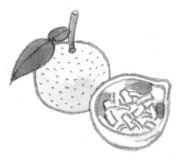

鱼腥草茶

自古以来，日本人用鱼腥草治疗化脓性皮肤炎症和脚癣等疾病。鱼腥草药效强大，制成茶饮，可以清除身体内部造成不适的根源。柠檬酸和异柠檬酸是鱼腥草的主要药效成分，有扩张毛细血管、加速新陈代谢、促进肌肤细胞再生的功效。此外，鱼腥草茶有很好的排毒功效，经常饮用鱼腥草茶，可逐步改善肤质，从根源上解决皮肤问题。养颜护肤，从每天饮用一杯鱼腥草茶开始吧！

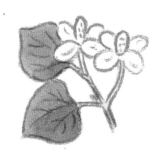

护发

日本女性乌黑亮丽的头发备受赞誉。头发干燥蓬乱时可以尝试日本特有的护发方法。

山茶油

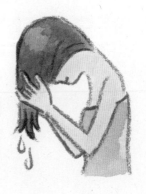

在平安时代，对侍奉宫廷的女人来说，一头乌黑发亮的秀发是美丽的象征，也是成为美人的基本条件。如谚语"头发是女人的生命"所言，她们丝毫不敢懈怠，经常用山茶油呵护头发。山茶油富含的油酸让头发保持润亮而有光泽，充满弹性而不干枯，也可修复被吹风机和紫外线损伤的头发。可以说，山茶油跨越千年时光，是守护女性之美的美容圣品。

焯乌冬水

进入明治时代，日本女性频繁洗头。在战争和战后物资严重不足的时代，用焯乌冬水洗头的方法深受百姓欢迎。焯乌冬水中溶解有大量的谷朊，为头发补充蛋白质，让头发润泽发亮。打湿头发后，把加热到体温的乌冬水按摩、揉搓到湿发上，等待 5 分钟后，用温水洗净即可。

黑糖发膜

通常，"砂糖"是指精制白砂糖，糖质成分主要为蔗糖。黑糖是甘蔗原糖未经提炼过的糖，富含蛋白质及矿物质、氨基酸等多种成分。黑糖发膜可以让此类成分作用于头发，修复受损发质，恢复头发活力。昭和初期，黑糖和蜂蜜混合制成的面膜在日本流行开来，发膜是它的衍生物。在黑糖的产地冲绳，很多美容沙龙有"黑糖发膜"这一美发项目。

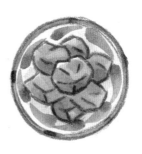

黑糖发膜制作方法

① 在粉末状黑糖（30 克）中缓慢加入水，搅拌至糊状。
② 打湿头发后，把①按摩、揉搓到湿发上，静置 5 分钟。
③ 用温水冲洗头发后，像往常一样，用洗发水洗头。

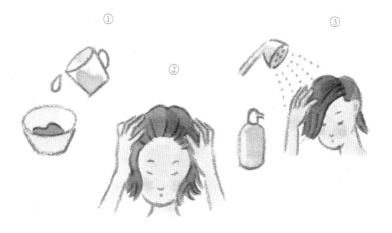

脱发

血流不畅或营养不足时易出现头发代谢缓慢的情况，需要促进头皮血液循环，补充必要的营养元素。

芝麻油按摩

头发的生长源于发根毛母细胞持续分裂增殖，发根有丰富的毛细血管，营养和氧气通过毛细血管输送给毛母细胞，因此促

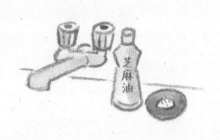

进头皮血液循环可以预防脱发。取 1 大汤匙芝麻油，加入等量的食盐，混合均匀，按摩易脱发处。按摩结束后，用热的蒸汽消毒毛巾擦洗头皮，清洁残留的油分和盐分。

南瓜子

体内锌含量不足时会引起脱发。很早以前，人们用南瓜子治疗脱发。南瓜子中不仅含锌，还有促进头发生长的维生素 B_2。这个方法是人们根据亲身经验得出的生活智慧。南瓜子洗干净后一粒粒散开，在阳光下晾晒两天左右，待干燥后用平底锅干炒食用。坚持每天吃 10 粒左右。

橘子补药

在种植橘子的农家，秘传有治疗脱发的特效药"橘子补药"。橘子皮和白色橘络中含有的橙皮苷成分可以扩张毛细血管，为发根输送氧气和营养物质。虽然橙皮苷在未成熟的果皮里含量最丰富，但市面上很难买到未成熟的橘子，也可改用完全成熟的橘子皮。它的芳香成分苎烯能够抑制诱发脱发的恶性酶活动，还可清除毛孔的污渍和皮脂，让头发和发根焕发活力。早、晚各使用 1 次，轻柔按摩头皮。

橘子补药制作方法

① 取橘子皮（5 个橘子）放入广口瓶，加入烧酒（35 度、150 毫升）。
② 把①放置于冰箱内冷藏两周，用咖啡滤网等过滤。
③ 把②装入喷雾器，喷洒头皮部位，均匀涂抹、按摩。

※ 橘子补药可以长期保存，1 次可备 1 年的量。

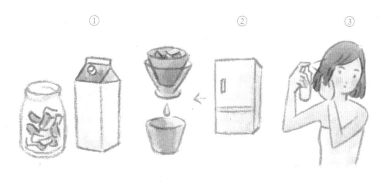

①   ②   ③

白发

头发显色依赖黑色素，当人体内制造黑色素的色素细胞衰老，就会出现白发现象。此时，需要使用恢复细胞活性的食疗妙方。

醋泡洋葱

洋葱富含槲皮素，有助于红细胞输送氧气，促进红细胞活性；洋葱中的蒜素可促进血液流通。与脱发（见156页）相同，白发也是由血流不畅或营养不足造成的。可借助洋葱改善血液循环，把营养和氧气输送至各个色素细胞。醋泡洋葱可制作沙拉酱汁，代替其他佐料。

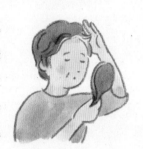

醋泡洋葱制作方法

① 把洋葱（1个）切成极薄的薄片。

② 把①和蜂蜜（3大汤匙）、日本黑醋（150毫升）装入密闭容器内，充分混合。

③ 放入冰箱冷藏腌制 4~5 日。请于 2 周内吃完。

※ 把洋葱去皮，经日晒，可增加蒜素含量。

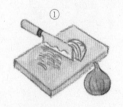

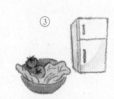

黑芝麻牛奶

黑芝麻从古至今一直是改善白发的优良食材，外观呈纯黑色，药效也经过验证。黑芝麻富含预防老化的芝麻素和维生素 E、促进色素细胞生长 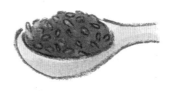 的维生素 B_2、帮助毛发新生的锌元素等丰富的营养物质。在古代中国有持续两年食用黑芝麻，白发变黑发，修炼成仙的传说。芝麻一粒粒地直接食用时，因为有外壳包裹，不易摄取营养成分，故推荐研磨成粉后食用。

黑芝麻牛奶制作方法

① 取黑芝麻（1 大汤匙）研磨。
② 在马克杯中加入①、蜂蜜（适量）和牛奶（150 毫升），混合均匀。

※ 坚持每日食用，晨起饮用为宜。牛奶加热后不影响疗效。

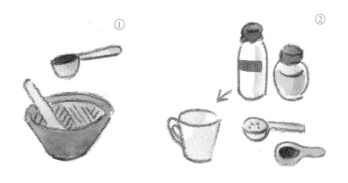

头屑

角质脱落、有头屑是正常的生理现象，但头屑过多则表明头部皮肤可能出现问题。

水煮桃叶

水煮桃叶可以治疗由脂溢性皮炎引起的头屑过多问题。它能够清洁头皮污垢和皮脂，防止皮脂分泌过剩和角质脱落。脂溢性头屑多数是由马拉色菌在头皮上繁殖造成的，桃叶中的单宁有很强的杀菌性，从这一点也可证实它具有抑制头屑的作用。

水煮桃叶制作方法

① 取桃叶（30 片）清洗干净，用水（1.8 升）煎煮。汁水变为深绿色后关火。

② 过滤①，冷却后，用它按摩头皮，静置 20 分钟。

③ 像往常一样洗头。

※ 每周用桃叶汁按摩 1 次，剩余汁水放入冰箱冷藏保存。

① ② ③

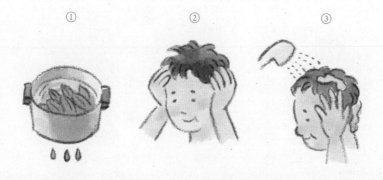

水煮菊花叶

和水煮桃叶一样，菊花叶也对减少头屑有效果，食用类菊花叶和观赏类菊花叶均可。菊花叶的苦味成分可以抑制马拉色菌，还能收缩毛孔，防止皮脂分泌过剩。水煮菊花叶的制作方式和按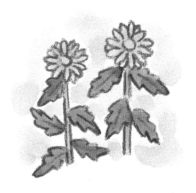摩头皮方法与水煮桃叶类似。在保持头皮干净的同时，应注意不过多摄取油脂，控制饮酒量，每天保持充足的睡眠，努力养成良好的生活习惯。

米醋

对于形似面粉的干性头屑，可以用醋将其击退。形成干性头屑的最大原因是头皮干燥，米醋含有的氨基酸有保湿和滋润呵护头皮的效果。此外，氨基酸可以让角质层恢复活力，保持头发水分和弹性。用米醋润湿整个头皮，让头皮和毛发保持健康，简单易行，泡完澡后按摩头皮即可。选用的原材料为不含酒精成分的米醋，皮肤敏感人群可以增加纯净水的比例。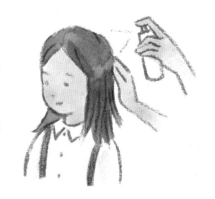

口臭

口腔中细菌分解食物残渣或唾液时会发出臭味。清洁口腔是预防口臭的第一要务，可以选用身边触手可及的食物制作漱口水。

绿茶漱口水

儿茶素是绿茶中消臭、抗菌的成分，它可以减少口腔细菌，抑制牙垢积存，从而有效减轻口臭。注意，即使绿茶漱口水效果再好，仍需在彻底刷牙后使用。正确刷牙是预防口臭的基本方法。用冷却后的绿茶漱口，口气和心情都会变清爽。

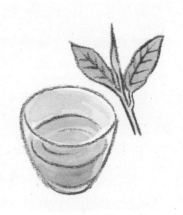

梅子醋漱口水

制作梅干时从梅子里自然析出的梅子醋与梅干一样具有多种疗效。过去，家家户户腌制梅干，拿梅子醋当药，缓解各种身体不适，包括用梅子醋漱口，预防口臭。梅子中的柠檬酸可发挥抗菌作用，此外，口腔遇酸也会大量分泌唾液，进而抑制口腔内杂菌的繁殖。加入 8~10 倍凉水或温水稀释后，梅子醋酸味减弱，刺激性便会降低。

芦荟漱口水

被誉为"无须医生草"的"万能药"芦荟（见12页）当然有预防口臭的作用。具有强力杀菌效果的芦荟素可以抑制杂菌生长，彻底清除口臭。把芦荟切成5厘米小段，去皮后榨汁，用芦荟汁漱口。芦荟品种不限，库拉索芦荟没有木立芦荟的苦涩味道。此外，芦荟汁还有软化大便的功效。肠胃敏感人群用芦荟漱口水后要吐干净。

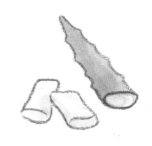

盐水漱口

据说，日本人的刷牙习惯最初是随佛教一起传入的，当时用的牙粉是盐，食盐可以说是最古老的护牙用品。自此产生了很多以食盐为原料的牙粉，一直保护着日本人的牙齿和牙龈。食盐具有的杀菌和促进唾液分泌的作用对治疗口臭十分有效。从现代盐分摄取量的角度，不推荐使用盐类牙膏。取1小汤匙的食盐，加入100毫升温水，溶化后可作为漱口水。加入和食盐等量的药用小苏打，溶解后效果更佳。

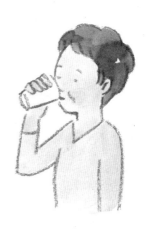

失眠

失眠是指躺下后要过一段时间才能入睡或入睡后易醒的情况。失眠时需要采用缓解身心紧张的办法。

生熏洋葱枕

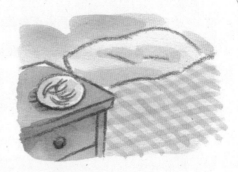

因担心工作、育儿和人际关系等无法入睡时，可以尝试把1/2个洋葱切薄片放在枕边。洋葱的芳香成分硫化烯丙基有镇静作用，可安神助眠。这不仅是古代日本人的生活智慧，洋葱的安眠效果在世界范围内也被广泛认可，在英国和法国也有相同的方法流传至今。

红小豆枕头

在神经兴奋、难以入睡的晚上或炎热难眠的夏夜，用红小豆当枕头芯，可以安神助眠。红小豆枕头有锦缎枕和羽毛枕所不具备的超强散热功效，可缓解焦虑，清心败火。红小豆枕头通气性良好，睡觉不闷热，干爽舒适。红小豆相互摩擦的声音亲切、熟悉，可以释放压力、放松心情。由于红小豆可食用，因此为了防止虫卵滋生，切记勤晒太阳。

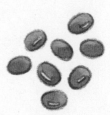

大蒜酒

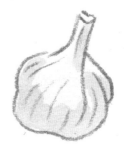

自古以来，睡前喝酒对治疗失眠有特效。正如谚语"酒为百药之首"所言，适量饮酒可以促进血液循环，舒缓神经紧张和兴奋。很多药酒可以安神助眠，其中以大蒜酒效果最佳。大蒜所含的蒜硫苷可以促进血液循环，并且和生熏洋葱一样，其芳香成分硫化烯丙基有舒缓安神的作用。睡前30分钟，取大蒜酒适量饮用1~2杯。如果觉得气味刺鼻，可以加柠檬、蜂蜜调味，也可用碳酸水、凉水或热水等稀释后饮用。

大蒜酒制作方法

① 取大蒜（300 克）去除外皮。
② 把①放入广口瓶，加入烧酒（35 度、1 升）。
③ 把②置于阴凉处，存放 3 个月后饮用。根据个人喜好，可加柠檬汁或蜂蜜等。

※ 存放时间越久，大蒜气味越淡。

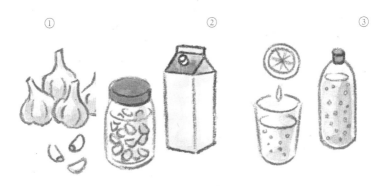

①   ②   ③

急躁焦虑

激素失调或缺钙会引起神经兴奋，容易因小事生气发火，急躁易焦虑。

菊花果汁

平安时代的贵族在头痛或眼睛疲劳、失眠时使用干燥菊花制成的枕头。菊花花香清雅怡人，其芳香成分可舒缓神经、镇定安神。秋天感觉急躁焦虑时，可以试试清香菊花果汁。其中的胆碱能够提高大脑记忆力，促进脑内信息传递，所以饮用菊花果汁还可以醒脑，使人神清气爽、无比惬意。

菊花果汁制作方法

① 取苹果（1/2 个）去核，切碎后放入榨汁机。
② 取食用菊花（5 朵）（只取花瓣）、柠檬汁（1/2 小汤匙）、水（70 毫升）加入①。
③ 启动榨汁机，混合榨汁。

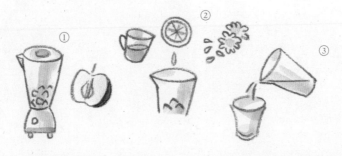

青叶紫苏茶

青叶紫苏气味清爽，其芳香成分紫苏醛具有安神效果。紫苏叶富含解压物质维生素 C 和钙质，能够改善暴躁、易怒的情绪。在东洋医学中，干燥后入药的紫苏叶，是一味镇静安神的中草药。

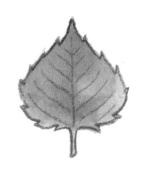

干燥紫苏叶制成的"紫苏茶"美味可口，但建议拿到新鲜青叶紫苏叶后直接沏茶。青叶紫苏叶香气随热水升腾散开，缕缕茶香，弥漫氤氲，使人舒缓放松。此外，它富含的维生素 B_1 能够消除疲劳，让人身心轻盈、心旷神怡。

青叶紫苏茶制作方法

① 取青叶紫苏叶（3 片），清洗干净，用刀切碎。
② 茶杯中加入①和食盐（少许），注入热水（180 毫升）。
③ 合上杯盖，静置 2 分钟，待茶香扑鼻后尽情享用。

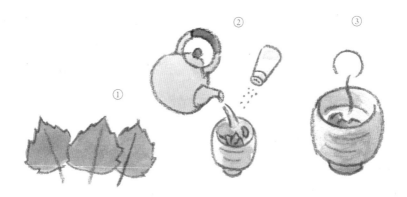

水煮洋葱皮

前文（见 164 页）中介绍了洋葱中的安神物质硫化烯丙基，它也存在于洋葱外层薄皮中。硫化烯丙基不仅有抑制情绪暴躁、焦虑的药效，还能促进人体对维生素 B_1 的吸收，从而缓解精神紧张。以前，很多女性专门制作洋葱皮茶，当作一味药

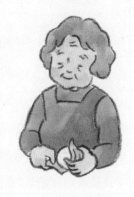

材，精心烹饪。这是日本"不浪费"理念的典范，值得全世界学习，也是即便与珍贵的滋补药品无缘但依然顽强乐观的劳动人民总结出来的生活智慧。

水煮洋葱皮制作方法

① 每次剥洋葱时，收集洋葱皮。

② 在锅中加入水（1 升）和一把洋葱皮，煎煮至水量减半。

③ 过滤②，睡前饮用 100 毫升。若有苦味，可加水稀释或加入蜂蜜调味。

※ 置于冰箱内冷藏，可保存 5 日。

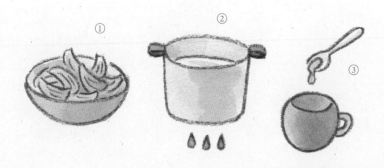

干香菇茶

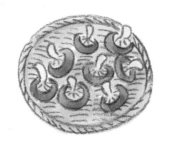

钙质是缓解紧张兴奋的天然精神安定剂。如果体内钙含量不足，会导致易怒、焦躁不安。维生素 D 是人体吸收钙质不可或缺的营养元素，可以说即使摄入钙质，如果维生素 D 缺乏，那么钙质依然不能为人体吸收。干香菇含有较多的维生素 D，因为在紫外线的照射下香菇中的麦角固醇会转化为维生素 D，所以购买机器干燥的香菇后，将其置于日光下晾晒，可增加维生素 D 的含量。

干香菇茶制作方法

① 取干香菇（2 个）置于日光下晾晒 5 小时。
② 把去柄后的①切碎，放入茶杯中，加入开水（180 毫升）。
③ 在②中加入食盐（少许），合上杯盖，放置 4~10 小时，加热后饮用。

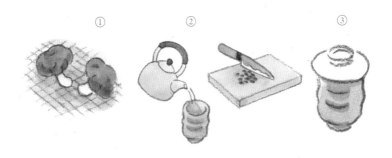

① ② ③

痛经

排出经血时，子宫收缩引起痛经，可通过温中暖体的方法，促进血液循环，以此来缓解疼痛。以下方法不推荐孕妇和备孕者使用。

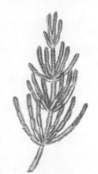

问荆茶

问荆旺盛的繁殖能力可能招来人们厌恶，但它作为药草的多种药效备受赞誉。它所含的问荆皂苷能促进血液循环，过去被痛经等妇科疾病困扰的女性将问荆叶子蒸过之后用布包起来，放在疼痛处，以此改善痛经。现代社会，人们可以饮用简单易制的问荆茶来温暖身体、缓解疼痛。茶味入口青涩，但易上瘾。

问荆茶制作方法

① 5~7月间采摘问荆地上部分，洗净后阴干3日。
② 取干燥后的①（5克），放入小茶壶中，加入热水。
③ 茶香四溢时倒入茶杯，趁热饮用。

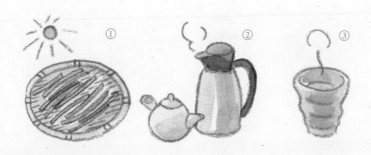

藏红花茶

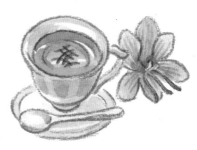

藏红花于明治时代传入日本，是缓解痛经和治疗月经不调的一味中药，有助于女性恢复健康。褐红色雌性花蕊干燥后可入药，藏红花的芳香成分藏红花醛有温中暖体、活血化瘀的功效。此外，藏红花醛可以放松心情，有效缓解经期焦虑不安。饮用藏红花茶，易引起子宫收缩，故不宜饮用过量，1日饮用1杯为宜。藏红花茶呈鲜艳夺目的橙红色，茶香沁人心脾，口感清新，实为解郁安神的良药。

藏红花茶制作方法

① 取藏红花（10 根）放入杯中。
② 加入适量开水。
③ 待②冷却后，饮用上层茶水。

※ 藏红花可冲泡 3 次。茶水冷却后取出藏红花，干燥后可再次使用。

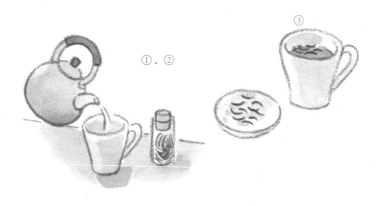

①、②   ③

热敷蒟蒻

因痛经下腹部疼痛严重时可通过热敷蒟蒻缓解。把蒟蒻用怀炉或热蒸毛巾热敷，热量可直达身体内部，疼痛即刻舒缓。蒟蒻煮至内部热透后，用干毛巾包裹，敷于下腹部。蒟蒻冷却后重新加热，再敷于腰部。蒟蒻不用刀切，整块使用。清水洗净后装入密闭容器，置于冰箱内冷藏1周左右。经期来临前热敷，可减轻经期疼痛。

芝麻盐粗茶

从古至今，母亲大多会传授给女儿一种缓解痛经的灵丹妙药——芝麻盐粗茶。制作方法简便，在茶杯中放入 1/2 大汤匙的芝麻碎和适量食盐，加入热粗茶即可。芝麻富含多种亚油酸、维生素 E、芝麻素等净化血管和促进血液循环的营养成分，

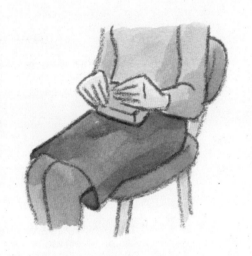

同时含有大量缓解经期焦躁的钙质、B 族维生素和防治贫血的铁元素和磷元素。与温中暖体的热茶搭配饮用，是劳动人民根据自身经验总结得出的生活智慧。在经期来临前饮用，也可减轻经期疼痛。1 日饮 1 杯为宜。

韭菜味噌汤

日本北海道及其东北等经常下雪的地区多食用韭菜，这是因为韭菜富含保护鼻子、喉咙等部位黏膜的 β-胡萝卜素。常吃韭菜可以提高人体免疫力，预防感冒。子宫内膜也是黏膜的一种，因此韭菜作为缓解痛经的食材，长久以来深受女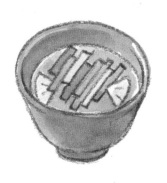性信赖。韭菜中的芳香成分大蒜素能够扩张血管，促进血液循环，与富含扩张毛细血管的维生素 E 的味噌汤一起食用，可以使血液顺畅流通至身体末端，改善体寒症状，缓解痛经。

当归煎汤

江户时代，人们一提痛经便想到当归，可见其药效深入人心。当归是伞形科多年生草本植物，干燥后的当归根可入药，日语汉字写作"当帰"。它含有的聚乙炔化合物有镇痛消炎的功效，现在仍然是治疗妇科病的专业药材，除了痛经，对体寒和月经不调也有疗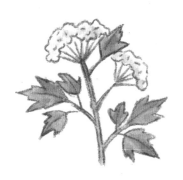效。当归煎汤制作简单，取 50 克当归，加入 300 毫升水煎煮，煮至水量减半，1 日 3 次服用。当归的茎叶也对女性身体有益，将其装进布袋，放入浴缸，其芳香成分可活血化瘀，改善痛经及体寒症状。

月经不调

女性月经周期一般为 28 天，周期紊乱称为月经不调。月经不调往往是由女性内分泌失调引起的。

红花茶

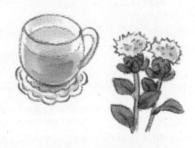

自古以来，红花"活血化瘀"的药效广为人们称赞，是调整生理周期的良药。在现代，干燥红花制成的红花茶是女性滋养身体的保健茶饮。它含有的维生素 E 能够扩张毛细血管，促进血液循环，减轻痛经及月经不调症状。此外，红花的色素有温中暖体的功效，常用作染制女孩的襁褓和腹带的染料。

黑木耳

人们自古认为黑色食材对女性身体有益，黑芝麻、黑豆以及黑木耳都是如此。黑木耳富含的 β- 葡聚糖可提高人体免疫力，调节雌激素，并且含有丰富的 B 族维生素和维生素 E，有助于抗疲劳、缓解压力。生理

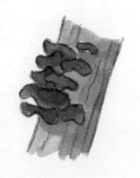

期有困扰的朋友可以炒木耳或做木耳汤，在日常饮食中多食用木耳。

黑豆茶

女性月经受卵巢分泌的性激素和脑部控制。月经周期紊乱时，需要调整内分泌。黑豆所含的异黄酮在人体内与雌激素作用相似，不仅可以促进女性第二性征发育，还能调节月经周期。雌性激素分泌过多时，异黄酮还能抑制其分泌，即异黄酮能够双向调节体内雌激素，使其达到平衡状态。饮用黑豆茶有助于每天摄取异黄酮。茶味微香，让人心旷神怡。

牛蒡酒

过去，很多日本人在家自制药酒，用于保养身体。牛蒡酒就是其中一种，有治疗月经不调的功效。牛蒡所含的氨基酸——精氨酸能刺激生长激素和性激素的分泌，同时，适量的清酒有活血的作用，可促进全身的血液循环，因此两者结合后能改善诱发月经不调的体寒体质。把 1/2 个牛蒡切碎，可装入纱布包裹，放入广口瓶，加入 1 升清酒浸泡，静置 1 周后即制作完成。每日晚饭前饮用 50 毫升左右。

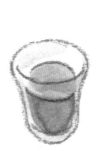
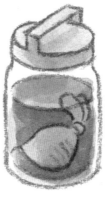

更年期综合征

更年期是指绝经前后的 10 年左右。因女性雌激素失调，身体会出现发热、畏寒、心悸、失眠等不适。

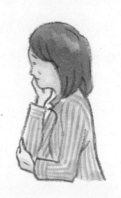

大蒜生姜酒

更年期症状多达 50 种，大多数人会出现倦怠、无力等症状，此时可以借用大蒜的力量。大蒜富含的大蒜素可提高蒜硫苷和 B 族维生素的活性，其中蒜硫苷有助于促进体内营养元素的能量转化，而 B 族维生素是消除疲劳不可或缺的营养成分，生姜具有活血化瘀的功效，二者结合制作成药酒，可治疗失眠和体寒等病症。

大蒜生姜酒制作方法

① 取大蒜（50 克）去皮，切碎。

② 把姜泥（50 克）和①一起放入广口瓶，加入烧酒（35 度、1.8 升）。

③ 置于阴凉处，保存 2 个月后制作完成。每日饮用 20 毫升左右。

①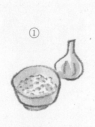
②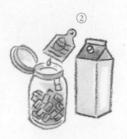
③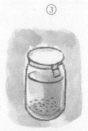

山药泥

日本人自古把山药泥作为养精蓄锐的特殊药膳。人们普遍认为山药泥可提高男性的生殖能力，而山药之所以对更年期综合征有确切疗效，源于它富含的薯蓣皂苷元成分，该成分具有和人体抗衰老激素脱氢表雄酮（DHEA）相似的结构，在体内发挥相同的作用。此外，山药富含黏蛋白和胆碱成分，有助于降血糖、预防高血压，帮助即将进入更年期的人群缓解多种身体不适。这些营养成分遇热不稳定，研磨成泥可最大限度地发挥药效。

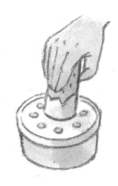

无花果

在未出现"更年期综合征"这一概念之前，日语中用"血の道"（血之道）形容这类症状。人们认为桑科植物无花果能够净化污血，对患有"血の道"的女性有益。无花果含丰富的营养，且某些物质在人体内具有与雌激素类似的作用。因此，食用无花果对更年期综合征有很好的疗效。无花果鲜果不易长期保存，制作成果酱或干果服用有同样的效果。

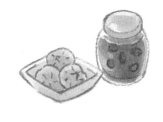

浮肿

皮下组织水分滞留会引起浮肿。病因如果不是严重的内科疾病，而是盐分摄取过量等造成的浮肿，可用以下食疗方法缓解症状。

西瓜糖

蔬菜用盐腌制会析出水分，人体内也会出现类似现象。摄入过多含盐量高的食物后，体内盐分浓度升高，向细胞和血管外析出过量水分，导致身体出现浮肿症状。进入明治时代，西瓜成为夏季常见的水果，人们吃西瓜来缓解身体浮肿。西瓜中的钾元素把多余的水分和盐分排出体外，西瓜中的瓜氨酸可促进血液循环，两者共同作用，能够利尿消肿。为了在西瓜过季后依然能随时利用西瓜发挥药效，前人总结经验，发明了西瓜糖。

西瓜糖制作方法

① 将西瓜（1个）榨汁后倒入锅中，用文火熬煮。
② 不停搅拌以防煳锅，煮至糖稀状后倒入密闭容器，置于冰箱冷藏室内保存。
③ 取1大汤匙的②，加入适量热水溶化。此为1次的量，1日饮用3次。

※ 保存期限为1年左右。

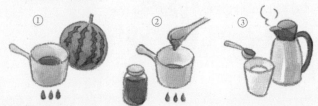

大麦茶

造成浮肿原因多样，除了盐分摄取过量，血流不畅也会导致浮肿。人体代谢物随血液流动，在肾脏或肝脏内分解，若血流不畅，人体代谢物无法带走，滞留在皮下组织处，就会导致身体浮肿。夏季常喝的大麦茶清香 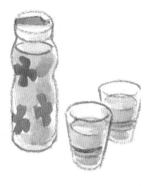 味甘，含有的烷基吡嗪成分可促进血液流通。相比饮用等量的水，饮用大麦茶后，全身血液流动更加通畅，药效也很持久。大麦茶不含单宁和咖啡因，因此身体浮肿的孕妇也可安心服用。

玉米须茶

日常生活中，食用玉米时会丢掉玉米须。日本人称玉米须为草药世界里的"南蛮毛"，是一味强力利尿药。玉米须富含钾，自江户时代它的药效就被饱受身体浮肿困扰的孕妇所信赖。玉米须阴干 2 日后，取 2 克加入 600 克水煎煮，煮至水量减半，1 次 100 毫升，分早、中、晚饮用。口感微甘清爽，不含咖 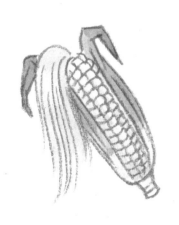 啡因。"南蛮毛"的"南蛮"在日本是指荷兰。江户时代，从荷兰传来玉米须入药的方法。玉米须在欧美国家叫作"corn silk"，也是一种利尿药。

体寒

在日本有1/3的女性饱受体寒困扰。血流不畅，血液不能顺利流通至身体末端，易导致体寒。

白萝卜缨干药浴

泡澡是预防和改善体寒最有效的方法。浸泡在热水中，身体慢慢变暖，毛细血管张开，水压还能刺激血管，促进血液流通。前人总结经验，发明了各种各样的药浴，通过泡澡，让药力渗入人体内部，其中白萝卜缨干药浴广受好评。白萝卜缨中含有的矿物质和硫化物，也是温泉水的有效成分，溶化后与皮肤的蛋白质结合成膜，防止出浴后身体发冷。

白萝卜缨干药浴制作方法

① 把萝卜缨从萝卜根部切开，悬挂阴干1周左右。
② 把干燥后的①切碎，加水3升，煮20分钟。
③ 把过滤后的②放入提前放满水的浴缸中混合。

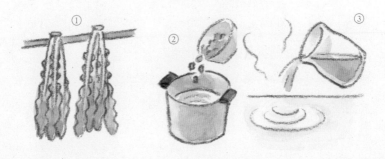

180

辣椒水足浴

足部离心脏最远，是最易血流不畅发冷的部位。下半身流动的血液回流心脏过程中，腿肚起到泵的作用，因此腿肚肌肉不发达的女性极易出现腿脚冰冷的症状。夜晚，由于腿脚冰冷而无法安睡时，建议泡脚，以促进血液循环。辣椒水泡脚时，辣椒的辛味成分辣椒素可刺激皮肤，进而加快血液流通。坚持每日泡脚20分钟左右，可以扩张毛细血管，使身体逐渐转变为耐寒体质。

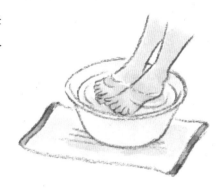

辣椒水足浴制作方法

① 在脚盆或水桶中加入较热的温水（42~43度）。
② 把辣椒（1根）直接放入①中。
③ 水变凉后，继续加足热水，泡脚20分钟。

※ 如果感觉皮肤刺痛，请立即停止。

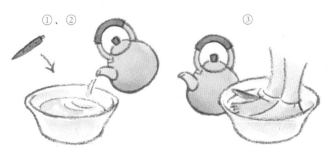

蒲公英茶

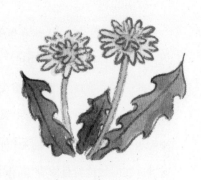

蒲公英有显著的催乳功效，还可促进血液循环，自古便是呵护女性健康的佳品。蒲公英富含产生乙酰胆碱的原材料胆碱，因此可扩张血管。此外，最新研究发现，蒲公英活性成分T-1经确认可增加血流量，因此对体寒症状有不错的疗效。蒲公英药效集中在根叶处，水煮后制成蒲公英茶，入口微苦，可加蜂蜜或柠檬后饮用。

蒲公英茶制作方法

① 3~4月，在花期前采摘蒲公英根和叶，水洗干净后阴干3日。

② 把干燥后的①切碎。

③ 取②（5克）放入锅中，加水（180毫升）煮10分钟，过滤后制作完成。趁热饮用。

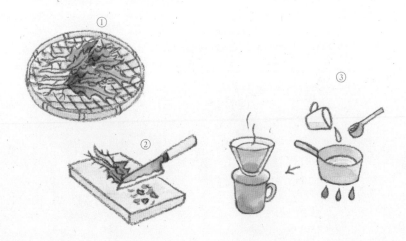

艾叶茶

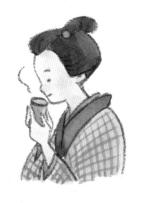

"体寒药"和"妇女体寒药"，两者均为江户时代治疗体寒的药名，可见江户时代的女性和现代女性一样饱受体寒的困扰。当时，女性常饮用艾叶茶，温中暖体。艾草特有的清香源于桉树醇和崖柏酮成分，此成分还能温暖身体，加快血液流通。此外，它含有叶绿素，有助于加速新陈代谢，促进血行畅快。"艾叶药浴"（见122页）也能缓解体寒症状，一起使用，效果更佳。

艾叶茶制作方法

① 6~7月，采摘艾叶，洗净后阴干3日左右。

② 把①切碎，再晾晒阴干2日。

③ 取②（5克）放入茶壶中，倒入热水，静置3分钟后倒入茶杯饮用。

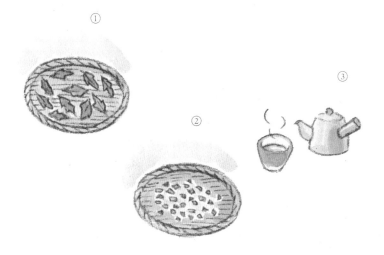

贫血

合成血红蛋白必需的营养成分铁元素含量不足，易造成血液中血红蛋白数量减少，引起贫血。

酱油粗茶

呼吸时吸入的氧气经血红蛋白运送到全身各处。因此，体内铁元素不足时，血红蛋白数量减少，氧气便不能被运送至身体末端，会引发伴随头晕、突然站立时眩晕等症状的贫血。在古代，人们认为酱油对贫血有疗效，与酱油有关的各种偏方流传下来，酱油粗茶就是其中之一。现代研究已证实，酱油含有的酱油多糖类可促进人体对铁元素的吸收。注意：只有"天然酿造酱油"才具有该功效。

酱油粗茶制作方法

① 将粗茶（5 克）放入茶壶中，加入热水。
② 把①倒入茶杯中，加入天然酿造酱油（5 毫升），搅拌均匀后，趁热饮用。

※ 1 日 2 次，空腹饮用。

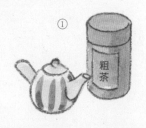
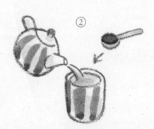

精制蚬子汤

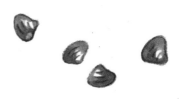

一说起富含铁元素的食物，很多人便想到猪肝和牛肝。然而，在古代，牛肉和猪肉并不多见，当时，蚬子是治疗贫血的特效药。蚬子除了富含铁元素，还含有大量制造血液的原材料——维生素 B_{12}，相比猪肝，疗效并不逊色。在日常生活中经常看到人们把蚬子肉加入味噌汤食用，其实效果最佳的是浓缩精华成分的"精制蚬汤"。可每次多做一些，每天食用，可预防和治疗贫血。真蚬、大和蚬、濑田蚬等种类不同的蚬子，功效无差别。

精制蚬子汤制作方法

① 取蚬子（适量）吐沙。
② 把①和等量的水加入锅中，煮至水量减半。
③ 把蚬子从②中取出后，剩余汁液放入冰箱冷藏或冷冻保存。蚬肉可以吃掉。

※ 1 日 3 次，饭前饮用。每次 15 毫升。冷藏可保存 1 周，冷冻可保存 3 个月。

①   ②   ③

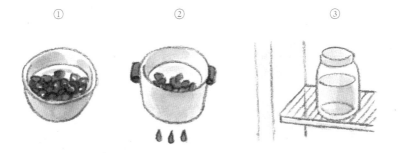

参考文献

《食品成分表 2015》香川芳子主编（女子营养大学出版社）
《食品成分表 2015》香川芳子監修（女子栄養大学出版部）
《新编营养成分事典》则冈孝子主编（新星出版社）
《新版栄養成分の事典》則岡孝子監修（新星出版社）
《营养基础图解事典》中村丁次主编（成美堂出版）
《栄養の基本がわかる図解事典》中村丁次監修（成美堂出版）
《药草彩色图鉴》伊泽一男（主妇之友社）
《薬草カラー大図鑑》伊沢一男（主婦の友社）
《饮食治疗、预防医学事典》日野原重明总编、中村丁次主编（讲谈社）
《食べて治す・防ぐ医学事典》日野原重明総監修・中村丁次監修（講談社）
《从症状到诊断家庭医学事典》大前利道总编（西东社）
《症状からすぐにひける家庭の医学事典》大前利道総監修（西東社）
《入药食材百科》奥田拓道、水沼俊美主编（主妇与生活社）
《クスリになる食べもの百科》奥田拓道・水沼俊美監修（主婦と生活社）
《百科入药食材》伊藤翠主编（主妇与生活社）
《百科クスリになる食べ物》伊藤翠監修（主婦と生活社）
《食材基础图解事典》五明纪春主编（成美堂出版）
《食材の基本がわかる図解事典》五明紀春監修（成美堂出版）
《饮食药箱》阿部绚子（文化出版局）
《たべもの薬箱》阿部絢子（文化出版局）
《入药食材事典》池上保子主编（夏目社）
《クスリになる食べ物事典》池上保子監修（ナツメ社）

《美味保健！药膳早餐》健康生活家族编（自由社）

《おいしく食べて体に効く！ クスリごはん》ヘルシーライフファミリー編（リベラル社）

《保健厨房营养学》宗像伸子主编（高桥书店）

《からだにおいしいキッチン栄養学》宗像伸子監修（高橋書店）

《食材的力量与药食同源菜谱 保健营养早餐》永山久夫主编（池田书店）

《食べもののチカラと医食同源のレシピ からだによく効くごはん》永山久夫監修（池田書店）

《蔬菜功效事典》山口米子、大泷绿主编（珍珠书院）

《野菜の効用事典》山口米子・大滝緑編著（真珠書院）

《杂草杂果健康法》福岛民友新闻社编（小学馆）

《雑草雑果健康法》福島民友新聞社編（小学館）

《药膳事典（增补改订版）》铃木昶（东京堂出版）

《食べるくすりの事典（増補改訂版）》鈴木昶（東京堂出版）

《和药之本——民间疗法中的植物》中西隼治（研成社）

《和薬の本—民間療法を支える植物—》中西隼治（研成社）

《自制药箱》南慧子主编（青铜新社）

《じぶんでつくるクスリ箱》南恵子監修（ブロンズ新社）

《应季蔬菜营养事典》吉田企世子主编（X-Knowledge）

《旬の野菜の栄養事典》吉田企世子監修（エクスナレッジ）

《奶奶的药箱》佐桥庆女（讲谈社）

《おばあさんの薬箱》佐橋慶女（講談社）

《文先生的自愈杂草和蔬菜常备药（改订新版）》一条文（自然食通信社）

《ふみさんの自分で治す草と野菜の常備薬（改訂新版）》一条ふみ（自然食通信社）

《入药蔬菜和野草》狩野诚（福音社）

《薬になる野菜と野草》狩野誠（福音社）

《日本药草》贝津好孝（小学馆）

《日本の薬草》貝津好孝（小学館）

《身边药草活用手帖》寺林进主编（诚文堂新光社）

《身近な薬草活用手帖》寺林進監修（誠文堂新光社）

《身边药用植物》指田丰、木原浩（平凡社）

《身近な薬用植物》指田豊・木原浩（平凡社）

《新版美味野菜・野草》高野昭人主编（世界文化社）

《新版おいしく食べる山菜・野草》高野昭人監修（世界文化社）

《疗效显著的民间疗法》伊泽凡人编（家之光协会）

《よく効く民間療法》伊沢凡人編（家の光協会）

《奶奶的药膳：自然力量治愈疾病的食疗药方》梅崎和子（家之光协会）

《おばあちゃんの手当て食自然の力で癒す食の処方箋》梅﨑和子（家の光協会）

《入药的身边野草》田中博（主妇与生活社）

《クスリになる身近な野草》田中博（主婦と生活社）

《食物惯用语辞典》西谷裕子编（东京堂出版社）

《たべものことわざ辞典》西谷裕子編（東京堂出版）

《美味"茶"教科书》大森正司（PHP研究所）

《おいしい「お茶」の教科書》大森正司（ＰＨＰ研究所）

《从零开始的健康茶入门》藤田纮一郎（幻冬舍）

《知識ゼロからの健康茶入門》藤田紘一郎（幻冬舎）

《日本民间药草集览 日本民间疗法的原点》东邦大学药学部编（可能书房）

《日本民間薬草集覧　にっぽんの民間療法の原点》東邦大学薬学部編（かのう
書房）

《现代家庭疗法百科》(主妇之友社)

《現代家庭療法百科》（主婦の友社）

《身边自然食材恢复身体健康！自古以来的药膳》奶奶的智慧袋特别编集（宝岛
社）

《身近な自然食材で体が元気に！昔ながらの薬ごはん》おばあちゃんの知恵袋特
別編集（宝島社）

《决定版〈日本生活智慧〉700 位老奶奶的智慧袋》(宝岛社)

《決定版「日本の暮らしの知恵」700 おばあちゃんの知恵袋》（宝島社）

《奶奶的智慧决定版》(生菜俱乐部 MOOK)

／《おばあちゃんの知恵決定版》（レタスクラブMOOK）

《从古至今的生活智慧》(杂志之家)

《昔ながらの暮らしの知恵》（マガジンハウス）

《正宗！奶奶的智慧袋 想要传承的生活诀窍》NPO 法人奶奶的智慧袋之会主编
(学习研究社)

《本家！おばあちゃんの知恵袋語り伝えたい暮らしのコツ》ＮＰＯ法人おばあ
ちゃんの知恵袋の会監修（学習研究社）